真希望孩子不生病

刘鉴 著

科学技术文献出版社
SCIENTIFIC AND TECHNICAL DOCUMENTATION PRESS

·北京·

图书在版编目（CIP）数据

真希望孩子不生病 / 刘鉴著 . — 北京：科学技术文献出版社，2023.7（2023.9 重印）
ISBN 978-7-5189-9961-3

Ⅰ . ①真… Ⅱ . ①刘… Ⅲ . ①小儿疾病—防治 Ⅳ . ① R72

中国版本图书馆 CIP 数据核字 (2022) 第 237924 号

真希望孩子不生病

责任编辑：吕海茹　产品经理：张金蓉　责任校对：张吲哚　责任出版：张志平

出 版 者　科学技术文献出版社
地　　址　北京市复兴路15号 邮编 100038
编 务 部　（010）58882938，58882087（传真）
发 行 部　（010）58882868，58882870（传真）
邮 购 部　（010）58882873
销 售 部　（010）82069336
官方网址　www.stdp.com.cn
发 行 者　科学技术文献出版社发行　全国各地新华书店经销
印 刷 者　北京世纪恒宇印刷有限公司
版　　次　2023 年 7 月第 1 版　2023 年 9 月第 3 次印刷
开　　本　700×980　1/16
字　　数　243 千
印　　张　19
书　　号　ISBN 978-7-5189-9961-3
定　　价　68.00元

序

南柳巷的"中医情"

南柳巷是我儿时的回忆，因为在 13 岁之前，我都是在这里度过的。南柳巷 10 号（早年门牌号为南柳巷 22 号）是我的外公贾堃购置的院子，我们全家，包括姨妈、舅舅都住在这里。

整个前院都是我们家的，一楼一共有七间房子，中间是花园，种植有两棵香椿树。从我记事起这两棵香椿树就非常高，据说是生大舅时外公亲手栽种的（大舅为 1957 年生人）。春天，我们全家吃香椿的嫩芽；到了秋天，外公总是收集香椿树的种子——香椿子，把它送给前来就诊的癌症患者，嘱咐患者泡茶或者和中药一起煮，具有一定的抗癌作用。

此外，花园中还种植有一棵丁香树、一棵白石榴树、两棵小叶黄杨树，我总是喜欢吸吮丁香花的蜜，外公也总是收集白石榴的皮，当遇到腹泻不愈的患者，就把晒干的石榴皮送给他，作为外公自创"莲榴汤"的一味药。莲榴汤为治疗腹泻的特效方剂，至今我在临床中仍经常使用，疗效卓著。

因为外公只购置了前院，所以后院和前院之间我们自砌围墙，仍留下了一处空地，外公在这里栽种了两棵香椿树和两株非常大的金银花藤。金银花藤沿着两棵近三层楼高的香椿树顺势而上，壮硕的根茎是我至今见过最大的。金银花藤全身是宝，其花为金银花；其藤为忍冬藤。小时候跌倒摔伤了，外公总是说揪一片金银花的叶子洗干净敷在伤口上，一会儿就不疼了，这可能是我对中医清热解毒药最早的认知了。

二楼一共有两间房，东边的小房间是外公和外婆的卧室，西边的房子要大很多，是外公的书房，中间既是连接卧室和书房的走廊，也是家里的阳台，栽种了一棵无花果树和葡萄藤，还有外公从镇巴县（隶属于陕西省汉中市）带回来的"毛芋子"，"毛芋子"的学名叫什么我不知道，但是据外公说这个对人的所有腺体疾病都有很好的疗效，比如乳腺炎、前列腺炎等。

外公总是让人从长安县（现陕西省西安市长安区）弄一些料姜石，放在书房外的一块地方。料姜石是止呕的"圣药"，含有大量的硒元素，具有很好的抗癌、防癌作用，外公经常把料姜石送给来求医的患者，嘱患者回家反复沸煮改善水质。外公曾经让一个癌症高发的村子都用料姜石垫井，改善这个村子的水质，这可能就是我最初对净化水质的理解了。

家里每天几乎都是人来人往的，外公只要下班回家，都会有如织的患者前来就诊，外公也从没有拒绝过任何人，总是会耐心地给患者诊治。

外公是一个非常善于学习的人，他每天早晨五点半起床开始看书，除了上班和给上门求诊患者诊治，直到晚上 10 点仍在书房看书，这也注定了外公的成功。

外公总是对我们说："不为良相便为良医。"这句话也伴随我至今，对我们子孙的影响也是非常大的。现在，除了两个舅舅及二姨妈是医生外，二姨夫、表哥、表弟都仍奋战在临床一线。

外公常说自己是一个"公家人"，1985 年，他的抗癌研究成果"平消片"获得国家科技进步二等奖，他将此方无偿捐献给国家。除此之外，外公从未对自己的医术有所保留，笔耕不辍，著书近 200 万字，最后一部书于 1996 年出版，此时外公已是 77 岁高龄。他被国家聘任为终身专

真希望孩子不生病

家，直到 79 岁才因为身体原因退休。

外公就是我终身的榜样，影响了我们三代人，我的父亲虽然不在医院工作，但早年习武，随针灸大家郭命三先生学习针灸"烧山火""透天凉"手法。"不明脏腑经络，开口动手便错"是他的座右铭。后随麻瑞亭先生学习，在临床中灵活运用"下气汤"治疗各种疑难杂症，疗效颇佳。

我对麻瑞亭麻老爷的记忆就是到麻老爷家中拜年，他坐在轮椅上给我压岁钱的场景，还有麻老爷家里有非常多的中医书籍。父亲也总对我说："如果你不当医生，那就对不起我给你攒的这些书。"

还记得高考那年，当我收到陕西中医学院（现更名为陕西中医药大学）的录取通知书时，外公兴奋地从南柳巷一口气走到了文艺路来为我祝贺，当时外公已经 81 岁高龄，这一幕仿佛就在昨天。这种精神力量，是一般人无法想象的，这就是传承和被传承的力量。

整个童年时代，外公对我的影响是很大的。外公是在我大学本科毕业的那一年夏天去世的，后面没有机会和老人家继续临症，也是我的遗憾。外公中医儿科的著作有 5 本，中医肿瘤学的著作有 3 本，对我后来的从医道路帮助非常大。

我的医学研究和科普之路

我的研究生阶段是在广西中医学院瑞康临床医学院（现更名为广西中医药大学附属瑞康医院）儿科及陕西省人民医院儿科完成的。我的导师梁文旺教授是广西名中医。初到南宁的我对一切都是陌生的，老师却视我如家人，悉心地教导我说："刘鉴，你要想搞好中医，必须要有至少

3 年的西医临床经验做底，不然你是搞不好的。"这句话深深地印在了我的脑海里。老师擅长反复呼吸道感染及儿童性早熟的治疗，提出儿童反复呼吸道感染与肝有关，应从肝论治的思想，对我后来治疗反复呼吸道感染患儿帮助很大。

紧接着我遇到了我的另一位恩师：陕西省人民医院儿科主任焦富勇。焦老师是陕西省有突出贡献专家，一听我是贾堃的外孙，就对我说："当年市儿童医院的张凤祥老师教我西医儿科，你外公教过我中医的。"说着就给我背起了方剂汤头歌诀："四君子汤中和义，参术茯苓甘草比，益以夏陈名六君，祛痰补气阳虚饵……"深深让我体会到，一个好的医生应当是中西医都通的。和焦老师相处的一年里，使我对西医治疗肺炎、腹泻病、川崎病、白血病及脑瘫等都有了深刻的认知。

2008 年，我研究生毕业后就职于西安医学院第二附属医院儿科。我在这里的前两年，儿科和新生儿科是没有分开的，所以我学到了很多新生儿的知识，为我全面掌握儿科知识打下了基础。

2010 年，我们要对自己的专业方向做出选择，因为没有一个人能够做到样样精通，我选择了儿童哮喘专业，并有机会得到了西安交通大学第二附属医院侯伟老师的指导。在跟随侯伟老师门诊期间，看到他详细地为每一位哮喘患儿做档案，教授患儿吸入激素的方法，总是从早上的 8 点上门诊至晚上的 9～10 点，被他爱岗敬业的精神所打动。在这期间我作为西安医学院的代课老师，教授本科班《儿科学》，这一教就是五年，五年间一遍一遍地备课，一遍一遍地学习，真的是教学相长也。

2013 年，医院的整体影响力逐渐上升，来就诊的重症患儿越来越多，我也面临了人生的第二次专业方向选择，随即被医院安排至西安市儿童医院重症医学科（PICU）学习半年，在这半年里我看到无数幼小生命的终结，现代医学在死神面前是那么苍白无力。

真希望孩子不生病

2014年，我怀着对中医的热爱，辞去公职，应聘西安市中医医院儿科医师，开始了我的中医儿科之路，我相信外公及父亲为我选择的这条路。在此期间，年门诊量最高达到了2.3万人次，也就是说如果我一天也不休息，平均每天要诊治患儿63人次，全国各地的患儿及患者开始到西安求医，在这样的高强度工作状态下，我每周都会抽出一天时间跟随我的大舅贾宁学习，并且不断研读中医经典理论。

直到2020年的9月，因为我发现繁忙的门诊工作使我的中医水平停滞不前，所以我再一次辞职，选择了中医医馆继续我的临床工作。并且留出了时间学习和提高自身的中医水平。事实证明，医馆的工作更加符合中医整体观念和辨证论治的特点，更加能发挥中药简、便、效、廉的特色。不忘初心，谨记薪火相传，这就是我为自己所选择的路，一条传承之路。

从2015年底，刚开始接触自媒体，我就把弘扬中医文化、坚持医学科普，作为我的责任和目标。从公众号"刘叔小儿杂谈"到"儿科医生刘鉴"的更迭，再到"刘鉴叔叔"品牌的创立；从今日头条到抖音、快手、小红书短视频的尝试；从语音到文字再到视频，每一次选择都是一个全新的挑战！

线上每分钟的视频内容，都是线下诊病十余万人的经验总结。无论临床工作再忙，也从未停止过原创医学科普的创作，我深知，静下心沉淀已迫在眉睫。如今，有超过400万父母群体关注了我，成了我的粉丝。很多父母都问我："什么时候能出一本书，把最有用的内容分享给我们？"为了完成粉丝们的愿望，也为了实现我自己医学科普的理想，通过两年时间的创作和不断地完善，本书终于问世。

希望这本书可以成为父母们育儿路上的一个小帮手，帮助大家科学地应对孩子成长过程中身体上的各种问题，解决家长们的部分焦虑。正如我在科普视频中经常说的："父母多学习，孩子少受罪。"本书难免存在不足之处，也欢迎指正。

本书的问世，感谢我的爱人周琪女士对家庭的付出和默默的支持，也得益于万璐、李苗和曹永攀这几位朋友的辛勤劳动，在书稿校对和整理、完善方面所做出的工作，在此深表谢意。

也谨以此书，向我的外公致敬，向我的家族致敬，向中医人致敬！

真希望孩子不生病

目　录

第一章
科学预防，让孩子少生病

第二章
调理脾胃，让孩子远离便秘、腹泻

第三章
孩子感冒难熬，怎样缓解？

第四章
小儿常见病，怎样预防和护理？

第五章
儿童常见药，千万别乱用

第六章
育儿路上的常见疑问，家长应该理性判断

第七章
让孩子健康过好一年四季

第八章
紧急情况，第一时间科学应对

真希望孩子不生病

第一章

科学预防，
让孩子少生病

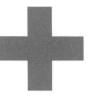

本章内容

揭开孩子爱生病的秘密

有的妈妈跟我说:"每到季节交替或者气温骤降,我家宝宝必然会生病,我已经很注意帮宝宝预防了,但还是一次都没能避免。现在每到换季,我家就如临大敌。"

为什么孩子更容易生病呢?

免疫系统出现问题

孩子生病的原因有很多,首先,我们要提到大家在平时可能经常听到的一个概念——免疫力。

那么,到底什么是免疫力呢?免疫,字面意思其实就是免于疫,也就是说免于患病。从这个词语,我们就可以看出来它的作用了。免疫力,通俗地讲,就是人体免疫系统的战斗力,我们的身体因为具有免疫力,而免于患病。

处于婴幼儿时期的孩子,免疫系统尚未发育成熟,所以比成年人更容易患各种疾病。在多年临床研究中我发现,有高达57%的患儿存在免疫球蛋白缺乏的问题;25%出现反复上呼吸道感染的患儿,伴有 IgA(免疫球蛋白 A)缺乏症或 IgG(免疫球蛋白 G)亚类缺乏症。

另外,儿童上呼吸道器官未发育成熟,再加上免疫力比较弱,极易引发感染。上呼吸道感染可累及邻近器官，引发鼻窦炎、中耳炎、扁桃体周围脓肿、咽后壁脓肿等。

环境问题是造成孩子生病的重要原因

被动吸烟目前是造成儿童反复呼吸道感染的重要原因之一。

有的爸爸跟我说："我每次抽烟都是去阳台上，或者到楼道口，为啥孩子还老呼吸道感染呢？"

这种情况也很常见，因为即使父母不在房间吸烟，到卫生间或室外吸烟后，衣物上所残留的二手烟，一样会对孩子的呼吸系统造成伤害。

此外，家庭居住环境不好，例如潮湿、灰尘、螨虫等，也会造成孩子呼吸道出现感染。

我的女儿小时候就经常过敏，甚至有时出现喘息，我一直找不到原因，后来才发现是我们给孩子使用的棕垫造成的。换了乳胶垫后，孩子的过敏症状就消失了，后来也没有再出现喘息了。

这里也想提醒各位父母，给孩子的寝具要注意挑选，例如荞麦皮枕头、决明子枕头、菊花枕头、蚕沙枕头，等等，都是不建议给孩子使用的，因为很多体质敏感的孩子，会对这些过敏。

我生活在西安。对于在我们北方的，或者生活在一些大城市的孩子来说，空气污染、气候急剧变化等因素都是不可避免的。我曾经接待过一名小患者，哮喘的症状长期得不到控制，后来孩子妈妈下了很大的决心，全家搬到海南去居住了，孩子的喘息就再没有犯过。

当然，我并非建议大家都搬到南方去居住，那也不现实，而且南方一样有哮喘的患者，只是在这里强调一下，我们不要忽略了冷空气及城市工业化对孩子呼吸系统的影响。

生理和遗传因素也会造成孩子反复生病

首先，如果有特异性反应家族史，比如孩子父母或爷爷、奶奶是过敏体质，患有经医生诊断的过敏性鼻炎、湿疹等疾病，那么孩子就有出现过敏性疾病的可能。

其次，孩子本身如果出现过敏、特异性反应，就更容易生病。经研究显示，过敏体质的孩子比非过敏体质的孩子更加容易患呼吸系统疾病，这个我们很多家长都是深有体会的。比如患有湿疹的孩子，往往也很容易在婴幼儿时期出现喘息性疾病。

再次，低体重儿、早产儿也更容易生病。对于"先天不足"的孩子来说，本身抗病能力就低于足月出生的孩子。随着医疗水平的不断提高，越来越多早产儿及低体重儿、小于胎龄儿顺利地降生，这就需要我们更加努力地去呵护孩子。

最后，气道结构异常等先天疾病，更容易引发各种症状。我们在临床上曾经就遇到数例喘息但治疗效果很差的孩子，后来经气管镜检查后，发现是先天性的气管软化。也就是说，无论孩子是吸气还是呼气，气管都是塌陷的，这种孩子需要长大后做气管支架的治疗。

总之，先天生理及遗传因素在我们遇到的反复呼吸道感染的孩子中也占据了一定的比例，我们家长应引起注意。

孩子一上学就生病怎么办?

"我家娃以前不生病，就是生病了，吃点儿药就好了，现在……"

"唉！这幼儿园我看是上不成了，一上就生病。"

"病刚好，没上一周就又生病了。"

"今年刚上幼儿园，大多数时间都请假在家，托费都白交了……"

每天这样的抱怨声，在我的门诊上不绝于耳。那么，为什么孩子上学之后，特别容易生病呢？

总结几点我在平时和父母、孩子打交道的过程中，获知的最常见的原因。

家长习惯给孩子滥用药物

首先，在门诊上，我们遇到最多的急性病就是发热、咳嗽、流涕，我称之为"普通儿科门诊三大症状"。很多父母，动不动就盲目地给孩子用一些感冒药，而用得最多的就是小儿氨酚黄那敏颗粒，而且药店的售货员也会给大家推荐这个药。

但小儿氨酚黄那敏颗粒是不能随便吃的，更不能大量地吃，因为它属于复方制剂，主要成分为对乙酰氨基酚（解热镇痛药）、马来酸氯苯那敏（第一代抗过敏药）、人工牛黄（清热解毒药）。对于儿科医生来说，我并不是很推荐这些西药的复方制剂，因为这会加重孩子的肝脏、肾脏负担。

对此，也许你会不太理解：加重肾脏负担又怎么样？

首先，这要从我们国家于 2016 年发布的《2016 年儿童用药安全调查报告白皮书》（以下简称《白皮书》）讲起。据《白皮书》统计，因滥用非儿童用药导致耳聋的儿童，每年约 3 万名，患慢性肾衰竭的儿童数量以每年 13% 的速度递增。对于孩子普通的感冒，一般情况下使用药物应不超过 3 种，而有的药主要成分就超过 3 种。很多家长在给孩子反复、长期地使用大量复方制剂后，严重的情况下孩子甚至出现了血尿，还不知其原因，其实这就是滥用药物引起的。

其次，很多家长听说服用抗生素好得快，只要孩子一出现感冒症状，就赶紧给孩子吃抗生素，这也是一个很大的误区，因为抗生素是不能滥用的。何况，我们很多家长是没有医学常识的，比如很多家长最喜欢购买的氨苄西林、头孢拉定等抗生素，如果大量服用，都有可能导致孩子的肾脏损害，这是明确写在药品说明书上的。虽然孩子的病看上去"好得快"，但却给孩子以后的健康留下了隐患。

过于迷信中草药、偏方等

对于中草药，很多家长都有一种想法，认为中草药是纯天然的，是无毒副作用的，很多不负责任的商家也是这样宣传的，但其实并不完全如此。

很多中草药，都有一定的副作用。比如雷公藤、关木通、川草乌、广防己、马兜铃、细辛、斑蝥、蜈蚣、朱砂、苦楝皮、山豆根、千里光，等等，都有明确的肾毒性。再比如治疗鼻炎的药物辛芩片中含有细辛，治疗痰热惊风的小儿牛黄清心散中含有朱砂，治疗急性扁桃体炎的清热散结胶囊含有千里光，等等，这些药物都是不能长期使用的。我们就曾经遇到过一个案例：一名8岁的男孩儿，因扁桃体发炎，听信"赤脚医生"的方子，给予中草药治疗，其中山豆根每天用15 g，两天后孩子出现肝衰竭，急诊送儿童医院，最终抢救无效死亡。

众所周知，孩子从母体带的免疫力大约维持6个月，也就是说6个月以前的孩子极少生病，但从6个月开始就需要自身的免疫力与细菌及病毒等病原微生物做斗争了。免疫力的建立需要漫长的过程，如果孩子本身没有出现细菌感染，在这个阶段却不停地使用抗生素；或者如果孩子并非风热感冒，却长期反复地给孩子使用清热解毒类的中成药，同时使用加重肾脏负担的西成药复方制剂，这无疑对孩子的免疫力是一个重大的打击。

此外，现有研究显示，儿童出现哮喘症状，有一部分和1岁之前反复使用广谱抗生素及长期使用清热解毒类中药有关，这些都应该引起家长们的重视。

因此，在这里我想提醒3岁以内孩子的家长，如果孩子生病了，应当到正规的医院做相应的检查，比如最基本的血常规五分类及C-反应蛋白等，明确病因。如果不是细菌感染，就不要滥用抗生素了，抗生素除了会杀灭有害菌，同样会对人体的正常菌群进行破坏，在不合理使用抗生素的情况下，我们需要长时间地使用益生菌才能建立正常的肠道菌群。

而对于一些成分过于复杂的复方西药制剂，建议大家一定谨慎使用，不要拿孩子的健康来做赌注。至于中成药，也不能自己随意地使用，希望大家能去专业正规的医院，在专业的中医或中西医结合儿科医生的指导下，在辨证正确的情况下使用。当然，在后续的文章中，我将教大家一些简单的辨证方法。

真希望孩子不生病

家长把孩子保护得太"好"了

很多家长对孩子保护过度了，尤其是老人带自己的孙辈，捧在手里怕伤着，含在嘴里怕化了，给孩子穿很厚的衣服，几乎不让孩子晒太阳、吹风，也不让孩子出门，可谓百般呵护。在家的时候，没有发现任何问题，但一上幼儿园，自身免疫力弱的问题就暴露了出来，就好比把小羊放进了狼群，败下阵来。

因此，家长对孩子的保护适当即可，不要过度。

在这一点上，我是有绝对发言权的。我的女儿两岁半就被送到了幼儿园小小班（无奈，我和我爱人都是医生，平时工作太忙）。可能是对孩子保护得太好了，小朋友去幼儿园的第一周就发热了，此后的一个月，几乎每周都生病。

千万不要说医生的孩子不生病，我经常给各位小患者的家长说："不生病的人是不存在的。"

后来我做了一个决定，就是每天只把孩子送到幼儿园里待半天，让孩子在幼儿园吃完中午饭就接回来。这样做有两个好处：①让孩子逐渐适应细菌、病毒的存在；②不至于因为长期不去幼儿园而厌恶上学。

结果呢？孩子在剩下的小小班生活中几乎没有再生过病，还月月拿"全勤宝宝"的称号！后来在门诊中，我经常把这个方法教给刚上幼儿园的孩子家长，效果反馈是非常好的。

在孩子上学前家长能做些什么？

大家在日常生活中，常常有一些错误的生活理念，比如刚出生的孩子不能见阳光，在家一直捂着，跟着妈妈"坐月子"，结果是满月的时候一拉窗帘，吓一跳，孩子成了一个"金娃娃"——黄疸了。

父母怕初生的小宝贝见阳光，却不知阳光也是退黄疸的方法之一。

在我当住院医师的时候，有一名小患者，由于当时病房紧张，只能将他分到一间没有窗户的房间。孩子住了五天院，病情没有明显的好转，孩子爸爸一来就急了。俗话说，"万物生长靠太阳"，孩子生着病，一点儿阳光都见不着肯定是不行的，后来我们给孩子换了一间有窗户的病房，孩子的病情很快就好转了。

那么，要想让孩子在上学之后少生病，父母应该提前做好准备。我给大家三点建议。

合理地进行户外活动，增加日照的时间

适当日照是预防佝偻病最有效、方便、经济的方法，多在户外活动，对孩子增进健康、减少疾病是有利的。日照不但能产生维生素 D，日光浴、空气浴还可增强呼吸道及全身免疫力，预防疾病。

但由于长时间阳光紫外线照射容易诱发皮肤癌，美国儿科学会已提

出 6 个月以下的婴儿应避免阳光直射，以降低皮肤癌的发生风险。另外，经研究发现，无论春夏秋冬，只有上午 10 点至下午 3 点这段时间的阳光才能使得皮肤高效合成维生素 D。

那么，如何平衡这个点，使我们既晒了太阳，又不伤害孩子呢？

冬春季节在保暖的前提下，应尽量暴露皮肤；夏秋季节应少穿衣，不可过分遮挡紫外线。

这里需要提醒的是，紫外线不能穿透玻璃，不能在家里关着玻璃窗晒太阳，必须在户外。

如果担心太阳直射光照比较强烈，可在屋檐及树荫下得到折射的紫外线。

为了孩子能合成足够的维生素 D，晒太阳时间为：上午 9～10 点和下午 3～4 点。

在空气良好的情况下，建议孩子多参加户外活动。对于小婴儿应只穿尿布每周晒太阳 30 分钟或穿衣服每周晒太阳 2 小时。

保护大椎穴，从小做起

电视剧《琅琊榜》中，赤焰军少帅林殊中了火寒毒重生后就变成了掌握着整个江湖而又手无缚鸡之力的梅宗主。那么梅宗主的日常生活给了我们什么样的养生防病的启示呢？我们可以清楚地看到这位梅宗主的衣领总是很高，从中医的角度讲，这是为什么呢？为什么盛夏生病的人就很少，体弱的人到了秋冬季节就开始频繁地生病（这里体弱的人主要指老人和小孩儿）？

其实道理很简单。有一本书叫作《捍卫阳气不生病》。的确，盛夏时节自然界阳气旺盛，我们人体的阳气也随之固卫，所以就很少生病。

那么到了秋冬季节，阳气渐衰，气候渐冷，人体阳气宣泄于外，阳气盛的人就很少生病，而阳气不足的人则很容易寒邪入侵而发病。我们明白了这个道理，从医学的角度看，是不是能明白梅宗主为什么总是衣领很高了？

特别要指出的是，我们的颈部有人体阳气汇聚的大椎穴——第七颈椎棘突下凹陷中，如果我们不注意保护大椎穴，阳气散掉了，就容易生病。所以到了秋冬季节，不妨给老人、孩子，还有体虚的人戴上围巾，来固护人体阳气，这也是我们的养生之道。

真希望孩子不生病

如何进行日常防护，避免生病？

孩子上学之后，要接触更多的小朋友，外界环境更为复杂了，各种病原体无处不在，家长们为此战战兢兢也是情有可原的。但我遇到很多家长因为过度焦虑，恨不得把孩子层层包裹起来，这就陷入了"防护过度"的误区。

我们怎样帮助孩子进行日常防护呢？尤其是在流感、手足口病、病毒性肺炎等疾病的高发期，家长应该怎样做？

在此，我以问答的形式，带父母走出孩子的防护误区。

戴多层口罩就一定安全吗？

答案：不一定。医生一般最多戴两层口罩，戴在里面的是 N95 口罩，因为 N95 口罩只能防尘而不能防喷溅，戴在外面的是医用防护口罩，主要是用来弥补 N95 口罩不能防喷溅的缺陷。如果我们将相同的口罩戴两层，只能增加口罩之间的缝隙，造成二次污染，浪费医疗资源，所以建议大家只戴一种具有防护作用的口罩即可，如在无喷溅的情况下，一层 N95 口罩即可。目前发热门诊的医生也只戴一层 N95 口罩。

外出时或回家后，全身需要喷洒消毒剂吗？

答案：不需要！因为任何一种消毒剂起作用的时间要2～3分钟，喷洒少了没有任何作用，喷洒多了会浸湿衣物，反而污染了内层衣物。

市面上销售的手消毒剂，可以有效灭菌吗？

答案：看成分！目前市场上我们能购买到的手消毒剂大多为复方成分，在上市前均要检测其对各类病原微生物的杀灭效果。

日常防护小贴士

★ 家中注意通风。

★ 用流动的水勤洗手。

★ 玩具每周至少在阳光下暴晒4小时。

★ 避免吃反季节水果。

★ 普通感冒易发季节可戴口罩。

★ 少去人多拥挤的公众场所。

★ 均衡膳食、充足睡眠、适度运动。

★ 避免被动吸烟。

★ 普通感冒的密切接触者有被感染的可能，故要注意相对隔离。

家长和老师永远是孩子的第一保护伞，当我们生病时才会想起医生。我希望在未来，提起医生时大部分人想到的是帮助人们预防疾病，调理体质，而不是治病。

真希望孩子不生病

食疗小方剂：流感高发季节，
让孩子平安度过

给大家推荐一些食疗方剂，这些方子很简单，而且非常安全，父母在家就可以做起来。

夏季使用绿豆防病食疗方剂

绿豆芦根汤或绿豆甘草汤

原料：绿豆芦根汤，绿豆 15 g、芦根 10 g、冰糖或白糖适量；绿豆甘草汤，绿豆 60 g、生甘草 3 g、冰糖或白糖适量。

制作方法：先将生甘草或芦根放入锅中，加水适量，待水煮沸后，加入洗净的绿豆，当颜色变为翠绿色后立即关火，取出澄清液体，加入冰糖或白糖适量即成。

食用方法：可连喝一周，每日分 2 次以上饮用，即可起到预防疾病的作用。

防感消食汤

对于节假日而言，家长抱怨最多的就是："昨天非要吃炸鸡腿，一吃就食积，今天就发热了，唉！"

也有家长抱怨："不让喝凉的，非要喝可乐，今天嗓子痛，发热了……"

我的"防感消食汤"也就应运而生了，非常适合孩子们在节假日的时候代茶来饮。

具体做法如下：

原料：炒山楂 10 g、炒麦芽 10 g、炒神曲 6 g、鸡内金 10 g、大枣 3 枚、白糖适量。

（以上均可在中药房抓取，大枣一般家里都有，个大者约 3 枚，个小者 4～5 枚。）

功效：消食化积，健胃和中。

制作方法：将炒山楂、炒麦芽及大枣浸泡半小时后沥干水分，再将炒山楂、炒麦芽、大枣及炒神曲放入清水锅中，大火滚开后小火炖煮约 25 分钟，再加入鸡内金，约 10 分钟后去渣留汤，再加入适量白糖即可。

食用方法：可在食用油腻食物或过饱后饮用，每日可饮用2～3次，可连服 3～5 天。

注：该方为食疗的小偏方，是在孩子没有出现症状时使用的，如果出现发热等症状时，还应及时到医院就诊。

真希望孩子不生病

上叶下根汤

一年四季对于流感、疱疹性咽峡炎、手足口病都有作用的"上叶下根汤"。

原料：白萝卜叶、白菜根各等量，少许白糖。

制作方法：将白菜根、白萝卜叶各等量放入清水锅中，大火滚开后小火炖煮约 25 分钟加少许白糖。

食用方法：代茶饮每周服用 2 次。

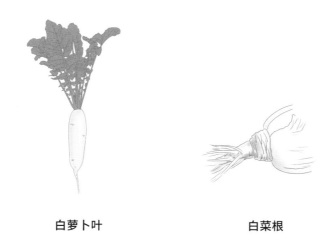

白萝卜叶　　　　　　　　　　　白菜根

三豆饮

三豆饮始见于李时珍《本草纲目》，时名曰"扁鹊三豆饮"，由黑豆、绿豆、赤小豆及甘草节配伍而成，原载为"治天行痘疮，预服此饮，疏解热毒，纵出亦少"。历代医家多以此方治疮毒、痘疹之症。彭子益在

《圆运动的古中医学》中易赤小豆为白饭豆，且添黄豆一味而成四豆饮，言四豆饮为"治小儿发热病的第一要方"。我推荐的三豆饮正是源于此，以黑豆、绿豆、黄豆而成。

原料：黑豆、绿豆、黄豆各 9 g，少许白糖。

制作方法：将黑豆、绿豆、黄豆放入清水锅中，大火滚开后小火炖煮约 25 分钟加少许白糖。

食用方法：代茶饮每周服用 3 次。

该食疗方对麻疹、风疹、水痘及手足口病均有一定的防治作用。

真希望孩子不生病

孩子体检，最该做的几项检查

很多家长到医院给孩子做体检，总是没有头绪，不知该做哪些检查。或者总是过度检查，例如有的家长动不动就给孩子查微量元素、骨密度等，在临床中的实际意义并不大。

为此，我给大家详细讲解一下孩子体检该做的几个重要相关检查。

乙肝五项

此处我们说的是乙肝五项，而不是肝功能。很多家长总是到医院给孩子错误地检查了肝功能，其实一般情况下（在不考虑肝脏细胞受损的情况下），是不需要给孩子做肝功能检查的。

孩子接种乙肝疫苗后，只需要检查乙肝五项，就可以明确是否产生乙肝抗体，而且该项检查也不需要空腹。

我们也可以了解一下乙肝五项的含义。

（1）乙肝表面抗原（HBsAg）：体内是否存在乙肝病毒。

（2）乙肝表面抗体（HBsAb）：乙肝表面抗体阳性一般表示有抗体，不会被传染。小于正常值就说明保护性抗体不足了，需要免疫强化，接种乙肝疫苗了。

（3）乙肝 e 抗原（HBeAg）：乙肝传染性强弱的重要指标，数值越大，传染性越强。

（4）乙肝 e 抗体（HBeAb）：阳性表示乙肝病毒的复制趋于停止，传染性较小。

（5）乙肝核心抗体（HBcAb）：阳性表示曾经感染乙肝病毒，或正处于康复期。

乙肝"大三阳"：以上抗原抗体中（1）（3）（5）阳性，表示急性感染或者是慢性携带，体内病毒数量多，复制活跃，传染性强。

乙肝"小三阳"：以上抗原抗体中（1）（4）（5）阳性，表示急性感染或者慢性携带，体内病毒数量少，复制低下，传染性弱，长期持续易发生癌变。

需要立即接种乙肝疫苗的情况：当以上抗原抗体（1）（2）（3）（4）（5）均阴性时，提示既没有感染过乙肝病毒，体内也没有保护性抗体。

需要注射加强乙肝疫苗的情况：乙肝表面抗体滴度低于正常值。

儿童哮喘基因检测

哪些儿童需要考虑进行哮喘基因检测？

（1）6 岁以内，反复发生喘息，不配合完成肺功能检查的儿童。

（2）经常规抗哮喘药物治疗后效果不佳的儿童。

哮喘基因检测可以明确孩子是否存在哮喘，或者是否有发展为哮喘的可能，也能够准确地筛选出个体敏感的相关哮喘药物，对于诊断及治疗哮喘有指导意义。

真希望孩子不生病

维生素 D 检测

维生素 D 是影响幼儿骨骼发育的关键。维生素 D 缺乏可导致维生素 D 缺乏性佝偻病，这一点，已经被大多数父母熟知了。

但很多人还是会陷入一个误区：只喜欢给孩子查微量元素和骨密度，往往忽略了维生素 D 的检测。微量元素影响因素众多，准确的数值是非常难测得的；骨密度目前在我国并没有儿童检测的标准，所以在儿童体检中意义不大；但对于维生素 D 的检测，确实很有必要。

怀疑维生素 D 缺乏或者过量的，可进行维生素 D 检测或 25–（OH）D_3 检测。我建议应每年给孩子进行一次维生素 D 检测；对于 3 岁以内的婴幼儿，在有条件的情况下，应每 3 ～ 6 个月检测一次，并同时检测维生素 A。

第二章

调理脾胃，
让孩子远离便秘、
腹泻

本章内容

孩子脾胃虚弱，如何补脾益气更有效？

孩子营养不良、消化不好、胃口不佳等，很可能是脾胃功能弱惹的祸，这种情况下，我们要做的就是补脾益气。

给大家介绍一些简单的方子和小妙招，在家就可以帮助孩子健补脾气，提升孩子脾胃功能。

四君子汤：健脾补气第一方

四君子汤出自《太平惠民和剂局方》，奠定了脾胃气虚证的基本治疗法则。

这个方剂由人参、白术、茯苓、炙甘草四味药物各等份组成，现在我们用于儿童时，一般需将人参换为党参或太子参，以免长期使用可能造成儿童性早熟。

很多人都称四君子汤为健脾补气的古今第一方。市面上大部分健脾补气的中成药，几乎都是以四君子汤为基础，然后添加消食药物而成的，所以，理解了这个方子，我们才能更准确地选择合理的中成药，来给孩子使用。

当然，哪怕是非常安全的这类中草药，也不能随意盲目地服用。很多家长都喜欢把孩子生病归结为脾虚，所以动不动就给孩子吃各种健脾的药，但其实在使用这一类药物时，也一定要注意通过中医的望闻问切四诊合参来进行判断。

我们家长可能觉得摸脉（望闻问切中的"切"）有难度，我们可以通过基本的望、闻、问，掌握一些判断孩子脾胃气虚基本症状的方法。

望：面色萎黄，或者萎白。

闻：声低息短，发语声低，短气。

问：倦怠乏力。

出现以上情况，才可以判断孩子属于脾胃气虚。如果无法判断，可以求助专业的医生。

益脾饼，孩子脾胃虚寒最合适

益脾饼出自《医学衷中参西录》，具有健脾益气，温中散寒，健胃消食的作用，非常适合脾胃寒湿、食积内停的孩子。

原料：白术 30 g、红枣 250 g、鸡内金 15 g、干姜 6 g、面粉 500 g、食盐适量。

制作方法：

（1）将白术、干姜用纱布包裹，入锅，加入红枣，加水 1 升，用大火煮沸，改用小火熬 1 小时，将纱布包裹的白术及干姜丢弃。

（2）将红枣捞出，去皮去核，将红枣肉捣成泥，将鸡内金研磨成粉（也可以直接购买鸡内金粉），与面粉混合均匀，加入枣泥，再加入适量面粉及少量食盐，和成面团，将面团再制成薄饼。

（3）平底锅内倒少量菜油，放入面饼烙熟即可。

孩子营养不良，推荐捏脊疗法

孩子营养不良，甚至皮肤出现瘀斑，可以使用捏脊疗法来帮助孩子缓解。在网上有很多教父母捏脊的视频，很多家长也在给自己的孩子使用，但我不建议父母在没有学过正确方法的情况下，胡乱地给孩子捏脊。

如果你是有小儿推拿基础和推拿经验的父母，在用捏脊疗法来帮助孩子减轻营养不良的症状时，一定要注意以下几点。

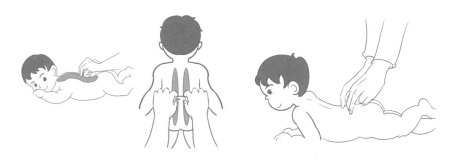

捏脊疗法

第一，捏脊疗法的原理是因为背部是督脉和膀胱经汇聚之所，所以捏脊具有调整阴阳、调畅气机的作用。我们在捏的时候，如果是普通的脾胃功能弱，从长强穴（也叫龟尾，在尾椎骨端）捏到大椎穴（在后正中线，第七颈椎棘突与第一胸椎棘突之间凹陷处）就可以停下来了。

第二，如果说孩子鼻根容易发红，目赤肿痛，而且有口舌生疮的情况，最好是从长强穴捏到风府穴（在后发际线上1寸处）。

第三，捏完以后，注意还要用我们的拇指按揉孩子的肾俞穴（第二腰椎棘突下，督脉旁开1.5寸处）数下。

第四，注意疗程。连续捏6天停一天，再隔一天捏一次，捏5次就可以了。

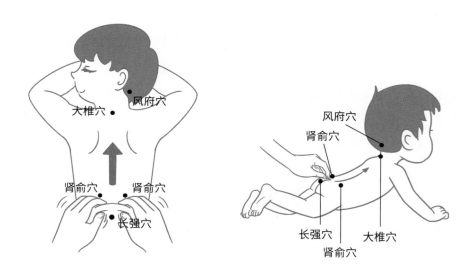

真希望孩子不生病

孩子阳虚体质，应该怎样吃？

如何判断孩子是不是阳虚体质

有些孩子是阳虚体质，阳虚往往是以气虚为前提的，在乏力、气短、懒言的基础上，还常见怕冷喜热、手足冰凉、小便清长、舌淡体胖、体温偏低等。

对于孩子来说，阳虚主要表现为脾阳虚。在这里也给大家简单讲讲什么叫脾阳虚。当孩子出现脾阳虚，最典型的情况就是吃得少、肚子胀；经常腹痛，喜欢用手去按揉腹部；怕冷，手脚总是冰凉的；总是感觉没有力气，没有精神，大便不成形或者伴有食物残渣。有些孩子还伴有尿频，舌头看上去总是淡淡的，伴有齿痕，舌苔白或者看上去总是水水的。

有些孩子都已经很大了，还总是流口水，也需要考虑是否存在脾阳虚的情况。

阳虚体质的推荐食材有哪些？

推荐食材有：虾、核桃肉、羊肉、韭菜、粳米、小麦、高粱、洋葱、大蒜、鸡肉、海参、带鱼、糯米、扁豆、大枣、杨梅、杏子、樱桃、龙眼、荔枝、栗子、猪肚、生姜、小茴香。

推荐食疗方

山药粥

原料：鲜山药 100 g、大米 100 g。

制作方法：山药去皮、洗净、切丁，大米洗净备用。两种食材同时放入砂锅（玻璃锅、陶锅均可），加适量水熬成粥。

韭菜炒鲜虾仁

原料：韭菜 250 g，鲜虾 400 g，葱、姜、料酒、油各适量。

制作方法：韭菜洗净、切段，鲜虾去壳、挑去虾线、洗净备用，葱切成段，姜切成末备用。烧热锅，入油（菜籽油或花生油），先将葱姜下锅炒香，再放虾和韭菜，倒入料酒，连续翻炒至虾熟透，起锅装盘即可。

龙眼肉粥

原料：干龙眼肉 15 g、大米 100 g。

制作方法：大米洗净，与干龙眼肉同放锅内，加适量水，先用大火煮沸，再用小火煮成粥。

龙眼蛋汤

原料：鲜龙眼肉 50 g（或干龙眼肉 25 g）、鸡蛋 2 个、干红枣 15 个、红糖适量。

制作方法：红枣、龙眼肉洗净，加适量水煮至红枣烂熟，将鸡蛋打散冲入汤内稍煮，加入红糖。

真希望孩子不生病

孩子阴虚体质，试试这些食疗方

什么是阴虚体质？

阴虚体质常见低热潮热，手足心热，口干唇红，便燥便秘，尿黄且少，舌红绛而干（舌头呈深红色，有时甚至红得发紫，且舌面比较干燥），苔少，脉细数。

对于孩子来说，阴虚主要指的是肾阴虚，我在这里给大家重点分析一下孩子肾阴虚的临床表现。很多孩子都有入睡困难或者睡后多梦的情况，还有些孩子总是吃不胖，口唇干燥（起嘴皮），晚上总是出现盗汗，手脚心和胸口也总是热热的，到了晚上睡觉翻来覆去，舌头总是红红的，舌头上仅有一点儿舌苔或者没有舌苔，这些表现都需要考虑肾阴虚的可能。

阴虚体质推荐食材

推荐食材有：蜂蜜（1岁以上适用）、猪肉、豆腐、芝麻、鸭肉、松子、银耳、黑豆、麦冬、桑葚、鹅肉、鸭蛋、牛奶、豆浆、甘蔗、香蕉、梨、番茄、西瓜、甜瓜、枇杷、杧果、柿子、罗汉果、菠萝、椰子、荸荠、百合、葛根、玉竹。

以上这些食物，孩子都可以适度地多吃点儿。

推荐食疗方

秋梨白藕汁饮

原料：鲜梨 500 g、鲜藕 500 g、白糖适量。

制作方法：取鲜藕、鲜梨洗净，用榨汁机榨汁，加白糖少许即可。

莲子粥

原料：干莲子 20 g、糯米 100 g。

制作方法：干莲子去心磨成粉（或直接买莲子粉），洗净糯米，糯米和莲子粉同放入锅内，加适量水煮粥即可。

百合粥

原料：鲜百合 50 g（或干百合 30 g）、大米 100 g、冰糖（或白糖）适量。

制作方法：百合洗净，将洗净的大米放锅内，加水适量，先用大火煮沸，再用小火煮至半熟，将百合放入同煮成粥，加糖。

黑芝麻粥

原料：黑芝麻 15 g、大米 100 g、蜂蜜少许。

制作方法：黑芝麻洗净，晒干炒熟磨粉（也可以直接买黑芝麻粉）。将洗净的大米放锅内，加水适量，先用大火煮沸，再用小火煮至粥成时放入黑芝麻、蜂蜜即可。也可以直接将原料放入豆浆机中制作。

甜浆粥

原料：鲜豆浆 300 ~ 500 mL、大米 100 g、冰糖少许。

制作方法：大米洗净与鲜豆浆同时放入锅内，加水适量，先用大火煮沸，再用小火煮成粥后加入冰糖，再煮沸 1 ~ 2 次。也可以直接将原料放入豆浆机中制作。

真希望孩子不生病

鸡内金新吃法，让孩子脾胃更健康

鸡内金是鸡的哪个部位？

对于这个问题，很多人都会回答是鸡的胃，可是大家错了。

鸡内金是鸡的砂囊，里面呈黄色角质状，这就是"金"字的由来。也就是说，"鸡内"就是砂囊内。因为鸡是没有牙齿的，所以食物需要整个吞下去，然后再吞进沙砾，没有嚼碎的食物通过收缩、蠕动被磨碎，然后再进入胃里面消化。

鸡内金的作用是什么？

鸡内金作为一种消食药，能够帮助消化各种饮食，而且作用很强，几乎是中药当中消食作用最强的。

现代药理研究发现，鸡内金含有一种胃激素，也是一种蛋白酶类，能够增强胃肠蠕动，促进人体消化酶、消化液的分泌，使消化功能增强。而且鸡内金本身有一定的健脾作用，能够增强脾的运化功能，最适合脾胃虚弱兼有饮食积滞的小朋友。

如何正确使用鸡内金?

鸡内金如果用来煮汤的话,效果不好,但如果入散剂(将鸡内金制成干燥粉末状制剂),仅仅 3 g,其帮助消化的效果就相当明显,原因是鸡内金不耐高热,在汤剂煎煮过程中,会失掉活性,作用也就降低了很多。

但是鸡内金做成散剂是有一定难度的。清洗干净晒干很容易,但如何打粉?老的方法是把鸡内金放到沙里烫焦或者在油锅里面炸,然后碾成粉末,但这在很大程度上就破坏了鸡内金的活性。所以,新的方法是低温干燥后粉碎,可保证鸡内金的消食作用。现在有很多药店卖做好的鸡内金粉,也是不错的选择。

好吃又健康的荸荠内金饼

有时候,孩子食欲不振,却很爱喝水,有可能是积滞化热证。积滞化热证常常表现为烦热口渴、脘腹痞闷、恶心恶食、饭量减少、舌苔黄腻。这种情况下,我推荐一个好吃又健康的食疗方:荸荠内金饼。

荸荠内金饼出自《中国食疗学》,具有开胃消食、清热导滞的功效,用于积滞化热证。下面给大家讲解具体的制作方法。

原料:荸荠 600 g、鸡内金 25 g、天花粉 20 g、玫瑰 20 g,白糖、熟猪油、植物油各适量,面粉 10 g、糯米粉 100 g、细干淀粉适量。

制作方法:

(1)将鸡内金制成粉末,加入天花粉、玫瑰、白糖与熟猪油、面粉拌匀做成馅饼。

真希望孩子不生病

（2）荸荠去皮洗净，用刀拍烂、剁成细泥，加入糯米粉拌匀上笼蒸熟。

（3）趁热把刚蒸熟的荸荠糯米泥分成汤圆大小，逐个包入馅饼，压成扁圆形，撒上细干淀粉备用。

（4）锅置大火上，倒入植物油，烧至八成热时把馅饼下入油锅内，炸至金黄色，用漏勺捞起入盘，撒上白糖即可。可当点心直接食用。

孩子腹泻，如何预防脱水、缓解症状？

孩子腹泻，一定要检查粪便

"刘医生，我感冒了，前两天喝了一次双黄连口服液。宝宝吃的母乳，然后宝宝就开始拉肚子，已经一个星期了，吃什么药也不管用。"

"刘医生，晚上宝宝在空调房，没有盖被子，已经拉肚子3天了。"

"刘医生，宝宝吃了一个虾就开始拉肚子了。"

这就是我在门诊过程中，遇到孩子拉肚子的情况时，听到家长说得最多的3种原因。

我发现，很多家长的通病是在孩子腹泻时不做检查，就盲目地给孩子口服益生菌或者蒙脱石散，或者听信一些偏方，又或者单纯地进行肚脐贴敷，等等。

小儿腹泻的内在因素很多，比如消化系统发育不健全，婴儿期非特异性肠道免疫功能和特异性肠道免疫功能未发育成熟；正常肠道菌群未建立，肠道菌群失调；婴儿生长发育快，所需营养多，肠胃负担较重，易发生消化不良。

而且还分为感染因素和非感染因素两类。

感染因素分为肠道内感染，如病毒、细菌、真菌、寄生虫感染；肠道外感染，如肺炎、上呼吸道感染、泌尿系统感染、中耳炎、皮肤感染及其他感染性疾病，常有腹泻症状。

真希望孩子不生病

非感染性因素包括饮食因素，如喂养不当、对食物过敏或不耐受；气候因素，如过冷过热、气候突然变化。

以上诸多因素，均可引起腹泻，所以查便常规和轮状病毒是必需的，因为感染性腹泻和非感染性腹泻的治疗原则和方法是完全不一样的，我们单纯使用非感染性腹泻的治疗方法，效果就非常差了。

孩子腹泻时，去医院进行粪便检查有哪些注意事项呢？给大家提两点建议。

（1）粪便检查一定要及时，吸到尿不湿里的粪便是不能用于检查的。

（2）粪便越新鲜越好，超过一小时的粪便也不能作为检查的样本。

治疗孩子腹泻，最重要的补液

对于小儿腹泻，无论是感染性的还是非感染性的，都要注意预防脱水。孩子出现腹泻时，我们在治疗和护理上有 16 字的重要原则：预防脱水、纠正脱水、合理用药、继续饮食。

这个原则的前两条，都是强调"脱水"二字，为了避免孩子脱水，补液也就成了重中之重。关于补液，大部分家长都很熟悉了。我们的宝爸宝妈也早已了解了口服补液盐这种简单的补液药物，但是很多家长都在问："我的宝宝吃多少啊？"在这里，我就给大家解决这个问题。

1. 自制米汤口服补液盐

制作方法：米汤（就是大米稀饭的澄清液）500 mL 加食用盐 1.75 g（约啤酒瓶盖的 1/2）。

使用方法:

（1）当出现腹泻后，可以用自制的米汤口服补液盐预防脱水。

（2）按照每天 40 mL/kg 的用量服用，比如孩子的体重是 10 kg，那么每天就需要饮用 400 mL。

（3）当出现轻至中度脱水时，比如孩子哭闹时眼泪减少，或者无泪，小便量较平时明显减少时，就需要 60 ～ 80 mL/kg，这个量需要在 4 ～ 6 小时内服用完，比如孩子 10 kg，那么 4 ～ 6 小时内就要服用 600 ～ 800 mL，而且在此之后，孩子能喝多少就喝多少，不需要限制用量。

2. 口服补液盐 Ⅲ 型

我们可以在医院或者药店购买口服补液盐 Ⅲ 型。在 2002 年以前我们还有 Ⅰ 型，但是由于其可引起高钠血症（孩子往往会表现为口渴），所以现在在儿科范围内已经很少使用了。此外，口服补液盐 Ⅰ 型、Ⅱ 型只能补液，口服补液盐 Ⅲ 型既能补液，又能止泻，所以，我们一般都建议用 Ⅲ 型。

使用方法:

（1）其实这种补液盐使用相当简单，就是每包补液盐加水 250 mL，一次性配比好，孩子每腹泻一次，就可以饮用 50 ～ 100 mL，这就是预防脱水的方法。

（2）对于已经出现脱水（轻至中度）的孩子，按照 75 mL/kg 的用量服用，在 4 小时内饮用，也就是 10 kg 的孩子在 4 小时内需要饮用 750 mL 的补液盐。

这里需要注意，当孩子出现以下情况时，需要立即到医院就诊。

①腹泻次数和量增加。

②频繁呕吐。

③明显口渴。

④不能正常饮食。

⑤发热。

⑥大便带血。

最后需要提醒大家一点：我告诉大家方法的主要目的是让大家知道预防脱水的方法和原则，做到心中有数，这能帮助你更好地呵护孩子。但至于孩子是轻度还是中度脱水，最好到医院让专业的儿科医生来判断。

为什么腹泻的孩子要补锌?

很多家长在门诊中问我："刘医生，你开的这个药是治疗什么的? 我们拉肚子，补充锌有什么作用呢?"

让我们来看看锌在小儿腹泻病的治疗过程中所起的重要作用。

首先，我们来了解一下补锌的具体作用。

（1）有利于缩短腹泻的时间。

（2）能够减轻腹泻的严重程度。

（3）能够增强免疫功能。

（4）有利于防止腹泻的再次发生。

（5）能够改善孩子食欲、促进生长发育。

其次，我们需要了解的是补充锌的具体用量。

补锌治疗，是自2002年开始的，世界卫生组织推荐无论是急性还是慢性腹泻都应给予补锌治疗，好处我在上面已经给大家介绍清楚了，具体用量为小于 6 月龄的孩子，每日补充葡萄糖酸锌 10 mg，而大于 6 月龄的孩子则每日补充葡萄糖酸锌 20 mg。

在给孩子进行补锌治疗的过程中，最重要的是注意补充的时间长短，一定要补充 10 ～ 14 天，而不是拉肚子就吃，不拉肚子就不吃了。

真希望孩子不生病

孩子厌食、胃口不好，怎么办？

孩子不爱吃饭，一定要"投其所好"

我们一起来聊聊孩子不吃饭的那些事儿吧。

对于孩子不吃饭，我们的家长往往有很多误区，只要孩子不吃饭，就说孩子是厌食，这是极大的错误。

在医学中，孩子在较长时期内食欲减退、厌恶进食、食量减少，我们才定义为厌食，这种表现一般在夏季暑湿时加重。孩子长期见食不贪（食欲不太好），但是精神状态良好，这个时候，我们可以判断孩子大概率是出现了厌食。

西医学认为，50%～60%的小儿厌食跟缺锌有关，所以很大一部分孩子补锌治疗以后是有效果的。中医则认为和脾失健运有关，所以我们以运脾开胃为主。所以，当孩子厌食的时候，我们也可以用炒的淮山药加上生的薏米，再加上陈皮，用量相等，加在大米里熬成粥。让孩子一周吃上 1～2 次，可以起到运脾开胃的作用。

在缓解孩子厌食症状的时候，我们遵循一个原则，叫"投其所好"，也可以说"胃以喜为补"，意思是，不要非逼着孩子吃你认为对他好的食物，而是依照孩子的胃口而定。孩子爱吃什么样的饭，我们先去给他做，让孩子把胃打开以后，再去给他进行营养均衡的饮食安排。但在遵循这个原则时也要注意，垃圾食品除外。大部分孩子都喜欢吃垃圾食品，这个不包含在"投其所好"原则内。

总之，一定要切记，厌食并不是一朝一夕就能改善的，所以家长一定要有耐心。

为什么孩子会出现厌食？

（1）喂养不当。

一般就是家长缺乏育儿知识，一味地强调高营养饮食，比如吃过于油腻或煎炸的食物，又或者零食食用过多等。

（2）由于其他疾病而损伤脾胃。

比如感冒、咳嗽等，服用抗生素及清热解毒药物等而损伤了脾阳。

当我们知道了原因，就要主动地避免这些因素的发生了。

孩子厌食了，父母怎样帮助孩子爱上吃饭？

孩子厌食又伴有食积，我推荐小儿香橘丸，它主要是针对脾失健运的孩子，主要表现为食欲不振、厌恶进食，或反酸打嗝、腹部饱胀。

而对于脾胃气虚型，就要选用儿康宁糖浆了，其主要成分为党参、黄芪、白术、茯苓、山药、薏米、麦冬、制何首乌、大枣、焦山楂、炒麦芽及桑枝，针对主要表现为不思饮食、大便偏稀夹杂不消化食物、平时乏力、形体消瘦的孩子。

孩子不吃饭还食积，怎么办？

小儿食积在我们中医里叫作积滞。

积滞是由于乳食喂养不当，食停于胃，堆积不能消化而引起的一种胃肠疾病。其临床表现为厌食、腹胀、反酸、呕吐及便秘，家长往往可以看到孩子的舌苔厚厚的。如果我们想更形象地了解积滞的概念，可以把它理解为西医学中的消化不良。当然，很多情况都可以引起孩子食积。

孩子食积，情况各有不同

我从四个方面给大家分析孩子食积的情况，这样更加方便各位父母理解。

第一种情况叫脾虚夹积，就是说孩子不吃饭，大便溏稀，舌质淡，舌苔不厚。这种情况怎么办？我们可以选择参苓健脾胃颗粒或者醒脾养儿颗粒，这类健脾的药比较适合脾虚夹积的孩子。

第二种情况我们叫作乳食内积，就是孩子吃多了，口臭、便秘，舌苔厚，但舌质不红。可以选择健胃消食口服液，以及大山楂丸这类比较常见的消食导滞的药。

第三种情况叫作食积化热，因为大量的食物在胃肠道里面引起的内热，但也分两种情况。第一种情况，不发热的时候，出现便秘、舌质红、舌苔厚、口臭的情况，我们可以选用小儿七星茶。第二种情况，孩子如果出现发热了，大家注意，一般食积引起的孩子发热，体温不会超过37.5 ℃，极个别的会超过 38 ℃。所以孩子出现高热，一定要去查血，不要单纯地把它定义为是由食积引起的发热，要看看是不是还有其他原因。当孩子出现食积化热的情况，我们可以选用小儿豉翘清热颗粒。

第四种情况，是食积化热以后，导致孩子内热，食积生痰而引起了咳嗽。当孩子出现了这样的情况，父母可以选择小儿消积止咳口服液给孩子服用。此外，我前面讲过，食积化热会出现舌红苔厚，但是往往这种情况也伴有肺热，所以必须再用一些清肺热的药来进行治疗，比如小儿肺热咳喘颗粒或者小儿咳喘灵颗粒等。

如何预防孩子食积？

预防孩子食积是一件非常难的事情，因为孩子脏腑娇嫩、脾胃虚弱（这里指的是和成人相比相对虚弱），根据生理特性来说是"脾常虚"。由于这个生理特征，孩子的消化功能不可能和大人一样好。

我们对食积最简单的理解，就是吃多了不消化。大人如果出现食积，症状也是如此，吃多了也会感觉难受，更何况是孩子。再加上孩子如果饮食不注意，吃了过多生冷、肥甘的食物，吃饭过快或过急，小婴儿的辅食添加过早或喂得过快都容易引起食积。

因此，要预防食积最简单的方法就是合理安排孩子的饮食，饮食应当尽量做到均衡，肉、蛋、奶、鱼虾、谷物、水果、蔬菜都应当合理地安排，不能挑食，也不能吃得太饱。就如同我们常说的，"要想小儿四时安，需予三分饥与寒"。

真希望孩子不生病

为什么孩子不吃饭还食积？

在父母的认知里，孩子食积往往是因为吃太多或者吃太快了。但在门诊过程中，很多家长也会向我提一个问题："我家孩子吃饭很少啊，为啥还食积呢？"

首先，这种情况往往见于本身脾胃功能相对虚弱的孩子，在临床中，这种孩子占了很大一部分，我们可以理解为"先天不足"。

其次，就是生病以后，孩子没有得到很好的养护，反而继续给予难消化的食物，或为了给孩子更丰富的营养而增加饭量，这往往发生在孩子感冒、腹泻之后。

因此，在孩子生病的时候，可以给孩子服用一些肠道益生菌，对孩子的肠道有一定的调理作用。

除了益生菌，还有一些常见的中成药也可以尝试，比如大家熟悉的保和丸。最后，我要给大家推荐的依然是前文提到的小儿香橘丸，其组成以平胃散、二陈汤等加味而成，燥湿健脾、消食化积，对于单纯脾虚引起的舌苔厚腻非常适合，但也要注意应在非热证的情况下使用。

最常见的"消食药"，到底如何吃？

健胃消食片、大山楂丸、肥儿丸、王氏保赤丸是孩子出现食积的情况时，父母们最常给孩子用的消食药，但大家在使用时往往出现错误。

在此，我来深度地给大家剖析一下这四种药物的具体使用方法。

健胃消食片（口服液、颗粒）

组成：太子参、陈皮、山药、炒麦芽、山楂。

适应证：健胃消食。用于脾胃虚弱，消化不良。

分析使用方法：

（1）太子参和山药都是气阴双补的，也就是说，适用于舌质微红的患者。陈皮是燥湿化痰的，适用于舌苔白厚的患者。

（2）炒麦芽具有消米面食的作用，还具有回乳的作用，所以哺乳期的宝妈不能吃哦！

（3）山楂具有消肉食的作用。

综合起来，对于一般情况下的吃得少，看起来没精神，或者吃多了不消化，腹胀，口臭等是有一定作用的。但应注意，太子参和山药都是气阴双补的，所以如果孩子的大便特别干或者便秘比较严重，最好就不要使用了。

真希望孩子不生病

大山楂丸（颗粒）

组成：山楂、炒六神曲、炒麦芽。辅料为蜂蜜、蔗糖。

适应证：开胃消食。用于食积内停所致的食欲不振、消化不良、脘腹胀闷。

分析使用方法：

（1）大山楂丸的使用对于很多人来说比较熟悉，主要成分就是消食"三剑客"，也叫"三仙"——山楂、炒六神曲和炒麦芽。

（2）它和健胃消食片是有明显区别的，它只消食而不补虚，所以大便干与不干都可以使用。需要注意的是两点：炒麦芽回乳，所以哺乳期的宝妈是不能服用的；辅料中含有蜂蜜，蜂蜜有可能含有肉毒杆菌，所以 1 岁以内的小婴儿是不能使用的。

肥儿丸

组成：肉豆蔻（煨）、木香、炒六神曲、炒麦芽、胡黄连、槟榔、使君子。

适应证：健胃消食，驱虫。用于小儿消化不良，虫积腹痛，面黄肌瘦，食少腹胀泄泻。

分析使用方法：

（1）第一类，驱虫类（这个药的组成，我把它分为三类）。使君子具有驱蛔虫、蛲虫，以及健胃消食的作用。但应注意，这种药不能和茶一起服用。虽然孩子不会喝茶，但是有些爱吃儿童药的家长需要注意了，如果要服用是不能喝茶的哦！槟榔的主要作用是对各种寄生虫的驱除，尤其是对绦虫，同时具有行气消积、利水化湿的功效。现在很多家长注意到了槟榔导致癌症的风险，经常会问那这个药还能吃吗？这里给大家的答复是，槟榔采用口嚼的方式，的确会提升口腔癌的患病率，其他服用方法还是安全的。

（2）第二类，消食类。炒六神曲和炒麦芽，前面我们已经讲过了，具有消食化积的作用，但应当注意炒麦芽具有回乳的作用，所以哺乳期的宝妈是不能服用的。

（3）第三类，行气除热类。肉豆蔻具有温中行气、涩肠止泻的功效，特别适用于脾胃虚寒的孩子，所以便秘的孩子是一定不能使用的。木香具有行气止痛、健脾消食的作用，可以增强脾胃的运化功能。胡黄连具有除湿热的作用。

王氏保赤丸

组成：黄连、大黄等药经加工制成的小丸。

适应证：祛滞、健脾、祛痰。用于小儿乳滞疳积、痰厥惊风、喘咳痰鸣、乳食减少、吐泻发热、大便秘结、四时感冒，以及脾胃虚弱、发育不良等症；对成人肠胃不清、痰食阻滞亦有疗效。

分析使用方法：王氏保赤丸的应用按照说明书来说非常广泛，包括了痰、喘、吐、热、秘，但其实总的来说，主要的药物是黄连、大黄，就是《伤寒论》中的大黄黄连泻心汤，原文如下："心下痞，按之濡，其脉关上浮者，大黄黄连泻心汤主之。"可见，王氏保赤丸在治疗胃部不适上是有不错疗效的。至于其他作用，也许并没有宣传的那么神奇。

真希望孩子不生病

孩子便秘有妙方

孩子便秘是困扰很多家长的主要问题之一。

我们对于便秘的定义，通俗来讲就是大便秘结不通，排便次数减少或时间延长，或大便艰涩不畅的一种病症。西医学将便秘分为器质性便秘和功能性便秘，临床中主要是功能性便秘，即结肠、直肠未发现明显器质病变而以功能改变为特征的排便障碍，主要与肠道刺激不够、肠动力缺乏而引起的肠黏膜应激力减弱有关。

现在，西药中应用较多的是乳果糖溶液和小麦纤维素，而中成药中根据不同的症状有保和丸、麻子仁丸、木香槟榔丸、补中益气口服液和通便灵，但这些都需要专业的中医儿科医生辨证论治才能使用。

当然，有一些简单的食疗方子，可以分享给各位父母，这是大家在家里就可以用起来的。

豆渣散

这是我的外祖父贾堃教授治疗小儿便秘的食疗小药方——豆渣散。

组成： 豆渣 200 g、大枣 100 g。

制作方法：

（1）用豆浆机将一量杯黄豆打成豆浆，然后用自带滤网将豆浆过滤，剩余的豆渣就是该药方的主要成分。

（2）将豆渣入锅中炒干，切记不能炒煳，也不需要加油；将大枣煮至约半熟后去皮和核，将枣肉入锅中焙干，也切记勿焙煳，然后将这两种焙干的粉状物混合在一起即成。

适应证：1岁以上大便干结带血。

使用方法：

（1）1～3岁，一次一小勺（5～10g）。

（2）3～6岁，一次两小勺（10～20g）。

（3）6～9岁，一次三小勺（15～30g）。

亦可用厨房秤称重。

每日3次，用白糖水冲服，连用3日。

蜂蜜栓

在此，我给大家介绍医圣张仲景的蜜煎方。其《伤寒论》中原文如下："阳明病，自汗出，若发汗，小便自利者，此为津液内竭，虽硬不可攻之，当须自欲大便，宜蜜煎导而通之……"

制作方法：

（1）选上好蜂蜜，将蜂蜜加热浓缩至黏稠如饴糖状。

（2）用手搓成大小适当的栓剂，用时塞入肛门。

作用：可润滑肠道，软化粪便，利于干燥粪便的排出。

在此我又翻看了现代著名伤寒大家郝万山教授的讲稿，对于蜜煎方有一些体会，其主要用于老年性便秘、习惯性便秘、某些疾病所导致的体弱性便秘及幼儿便秘，不仅可以软化大便，而且可以调节结肠功能。

真希望孩子不生病

其远期疗效远比开塞露或肥皂条通便法要好。而且郝万山老师也是建议大家自己制作蜂蜜栓的，一般使用 4 ～ 5 次就可以根治便秘。

应当禁止给 1 岁以内的孩子吃蜂蜜

很多成年人在出现便秘的情况时，会喝一点蜂蜜来缓解。很多家长也会习惯性地让孩子喝蜂蜜，比如，觉得孩子便秘，或者孩子在服药的过程中觉得药苦，就有给孩子添加蜂蜜的习惯。但事实上，1 岁以内的婴儿是禁止食用蜂蜜的。因此，我还要提醒大家的是，以上介绍的蜂蜜栓只适用于 1 岁以上的孩子。

蜂蜜中可能含有肉毒杆菌，从而有可能引起肉毒杆菌中毒。肉毒杆菌中毒是一种罕见的、比较严重的、可以通过被肉毒杆菌污染的食物传播的疾病。1 岁以内的婴儿没有形成完好的肠道菌群屏障，吃了被污染的蜂蜜后，就有可能引起肉毒杆菌中毒，表现为持续便秘，严重的可以出现神经麻痹、哭泣微弱、呼吸困难等症状，因此，必须禁止食用或者使用蜂蜜。

芍药甘草汤

给大家推荐一个特别有效的方子：芍药甘草汤。它可以有效地帮孩子缓解由于便秘而导致的"排便恐惧"。

这个方子出自医圣张仲景的《伤寒论》，它可以有效地帮助我们缓解肌肉的紧张。

1 ～ 3 岁的幼儿很容易出现便秘、大便粗的情况，很多孩子因此害怕排便。但越不愿意排便，在孩子直肠及肛门口稽留的粪便也就越多、越干、越硬，导致排便更困难。这时，就可以使用这个方剂，因为它能起到松弛肛门括约肌的作用，粪便也就容易排出了。

芍药甘草汤非常容易制作，在家里就能煮。

制作和服用方法：

（1）1～3岁的幼儿便秘，可用白芍6g、炙甘草3g每日煮汤，分早晚2次服用，疗程为3天。

（2）6～8岁的儿童生长痛，可使用白芍10g、炙甘草3g每日煮汤，分早晚2次服用。一般情况下当日疼痛即可消失，即可停药，缓解较慢的情况下可以连服3天。

芍药甘草汤对于我们经常见到的6～8岁儿童出现的生长痛，也有很好的治疗作用。一般来说，孩子出现生长痛是无须治疗的，有些孩子疼痛难忍，医生往往会让家长给孩子补充钙质来缓解，但由于生长痛的本质是肌肉痛，单纯补钙很难帮孩子迅速缓解症状。在这种情况下，芍药甘草汤则能起到立竿见影的效果。

"火龙果通便法"可以经常使用吗?

"刘医生,你快给我孩子开一个尿常规化验一下吧,孩子早上的小便是红色的。"

在门诊上经常会遇到这样的案例,但是尿液的化验结果都是正常的。当我询问孩子的饮食情况时,许多家长的答案是:前一天给孩子吃了火龙果!

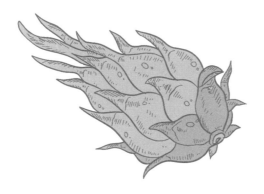

火龙果

很多家长喜欢给孩子吃火龙果,因为觉得火龙果的通便效果很好。那么,火龙果营养价值到底怎么样?孩子可以吃吗?

火龙果是热带水果,最好现买现吃。在 5 ~ 9 ℃的低温中,新摘下的火龙果不经挤压碰撞,保存期可超过一个月。在 25 ~ 30 ℃的室温状态下,保质期可超过两星期。火龙果不仅味道香甜,还具有很高的营养价值，它集水果、花蕾、蔬菜、医药优点于一身。不但营养丰富、功能独特，很少有病虫害，几乎不使用任何农药就可以正常生长。因此，火龙果是一种绿色、环保果品和具有一定疗效的保健营养食品。

每 100 g 火龙果果肉中，含水分 83.75 g、灰分 0.34 g、粗脂肪 0.17 g、粗蛋白 0.62 g、粗纤维 1.21 g、碳水化合物 13.91 g、热量 59.65 kcal、膳食纤维 1.62 g、维生素 C 5.22 mg、果糖 2.83 g、葡萄糖 7.83 g、钙 6.3～8.8 mg、磷 30.2～36.1 mg、铁 0.55～0.65 mg 和大量花青素（红肉品种最丰富）、水溶性膳食蛋白、植物白蛋白等。火龙果性甘平。

值得注意的是，火龙果果肉的糖分以葡萄糖为主，这种天然葡萄糖特别容易被吸收，适合运动后食用。在吃火龙果时，可以用小刀刮下内层的紫色果皮——它可以生吃，也可以凉拌或者放入汤里。

火龙果营养价值真的很丰富，但任何一种水果都不适合长期食用，即使爱吃，每周 1 次即可，吃得多了都会出现一些问题，比如吃多了火龙果，一部分孩子的小便就会变红，虽然是植物色素染的色，属于正常现象，但也会引起家长不小的恐慌！

因此，不管多好的食物，都不要嗜食、贪食，帮助孩子养成良好的生活习惯吧！

真希望孩子不生病

孩子忽然腹痛，怎样紧急应对？

在儿科门诊中，腹痛是最常出现的症状之一。

众所周知，急性肠系膜淋巴结炎是引起腹痛的主要疾病之一，而大多数医生会采取抗生素结合肠道益生菌口服的治疗方法，对大部分孩子会有比较理想的治疗效果，但复发率高是该病的一大特色，也让大家头痛不已。

第八版《诸福棠实用儿科学》说道："急性肠系膜淋巴结炎多见于 7 岁以下的小儿，多属病毒感染，好发于冬春季节，常在急性上呼吸道感染病程中并发，或继发于肠道炎症之后。典型临床表现为发热、腹痛、呕吐，有时伴腹泻或便秘。腹痛可在任何部位出现，常见于右下腹痛，表现为隐痛或痉挛性疼痛。"

通常我们在门诊中见到的儿童腹痛表现为单一出现腹痛，并无发热、恶心、呕吐等症状，以脐周痛为主，查腹部 B 超多可见肿大的肠系膜淋巴结。查血常规多显示无明显异常，这说明孩子出现急性肠系膜淋巴结炎多为病毒感染。那么，我们一定需要使用抗生素吗？如果不用抗生素，可以使用清热解毒的中成药吗？

在辨治急性肠系膜淋巴结炎的过程中，经过长期的临床实践，我认为其大多属于上热下寒证，这就符合《伤寒论》所述："伤寒，胸中有热，胃中有邪气，腹中痛，欲呕吐者，黄连汤主之。"在门诊中使用黄连汤治疗，效果也是立竿见影的。

黄连汤其实就是半夏泻心汤去掉了黄芩，加重了黄连的用量，又加入了桂枝而成，组成是：黄连、党参、半夏、桂枝、干姜、大枣、甘草。这个方子中有半夏，是有小毒的，对于孩子来说，不能长期服用，家长也不能自行抓取，需由专业的中医师开具。

在这里很多人会问我："黄连啊，哑巴吃黄连，有苦说不出，这么苦的药，孩子能吃吗？"

其实，绝大多数孩子在服用上还是没有问题的，仲景的配伍可以说是精妙绝伦，再加上特殊的煎服方法，大大减少了黄连的苦味。

除以上情况以外，我经常会遇到很多因为急性腹痛来就诊的小朋友，就是疼得不行，打滚哭闹，我相信有很多家长也会遇到这样的情况。这种情况，对于三岁以上的孩子来说，很多都是由于拉不出粪便导致的，那么紧急情况下买一支小儿开塞露给他纳肛，排出粪便就好了。

为什么我要强调三岁以上的孩子？因为三岁以下的小宝宝不善于表达，容易出现其他的问题，还是要及时到医院就诊。如果用了开塞露以后不缓解，也要及时到医院就诊。

真希望孩子不生病

益生菌可以多吃吗？怎样吃最合适？

随着益生菌逐渐走入人们的生活，近年来人们对于益生菌的了解越来越多，各种食物中也都开始陆续添加益生菌，比如益生菌饮料、益生菌酸奶、益生菌牛奶等。益生菌在医学上的地位越来越高。婴幼儿属于免疫力较弱的群体，经常使用化学药物会给这些敏感的宝宝带来伤害，益生菌这样的天然生态疗法对儿童来说显得必需而且十分重要。

那么，什么是益生菌？

其实，益生菌也是一种细菌，是一种对人体有益的细菌，世界粮农组织（FAO）和世界卫生组织（WHO）在2001年对益生菌做了准确的定义：益生菌是活的微生物，当摄入充足的数量时，对宿主产生健康益处。

目前，国内使用的益生菌有20余种，主要有双歧杆菌、乳杆菌、酪酸梭菌、布拉氏酵母菌、肠球菌、地衣芽孢杆菌和蜡样芽孢杆菌等。

合理使用益生菌，帮助孩子缓解不适症状

1. 儿童急性腹泻

急性腹泻是指每日有3次以上的排便，且每次粪便均为稀水便，时间在2周以内，如果孩子出现急性腹泻的症状，合理使用益生菌可以缩短腹泻和住院的时间。

这种情况下，我们首选布拉氏酵母菌散和双歧杆菌三联活菌散，其次还可以选择双歧杆菌四联活菌片、枯草杆菌二联活菌颗粒、酪酸梭菌活菌散剂、酪酸梭菌二联活菌散、地衣芽孢杆菌活菌颗粒、复合乳酸菌胶囊、双歧杆菌乳杆菌三联活菌片和双歧杆菌三联活菌肠溶胶囊。这些都是常规的益生菌，很容易购买和服用。

2. 儿童抗生素相关性腹泻（AAD）的预防

孩子在用抗生素进行治疗的同时，可能会出现抗生素相关性腹泻，也就是说，因为使用了抗生素，可能会出现肠道菌群紊乱，抗生素干扰糖和脂肪、胆汁酸代谢等问题，从而出现腹泻。合理使用益生菌可以明显降低与抗生素相关的腹泻发生率，也有助于减轻抗生素相关性腹泻的严重程度。

这种情况下，首选布拉氏酵母菌散、酪酸梭菌二联活菌散、双歧杆菌三联活菌散/胶囊、双歧杆菌乳杆菌三联活菌片，其他还包括酪酸梭菌活菌散剂、枯草杆菌二联活菌颗粒和地衣芽孢杆菌活菌颗粒。艰难梭菌相关性腹泻是 AAD 的一种严重类型，推荐使用布拉氏酵母菌散。

3. 儿童乳糖不耐受的治疗

很多孩子都会出现乳糖不耐受，所谓的乳糖不耐受，是指因为长期腹泻而导致的肠道内乳糖酶缺失，这时需要使用无乳糖奶粉（俗称"腹泻奶粉"）或者适当补充乳糖酶，益生菌辅助治疗婴幼儿乳糖不耐受时，可明显缩短疗程和住院时间。可以选择双歧杆菌乳杆菌三联活菌片、枯草杆菌二联活菌颗粒、双歧杆菌三联活菌散和酪酸梭菌二联活菌散。

真希望孩子不生病

4. 儿童功能性便秘

有时候孩子出现便秘，我们通过检查，没有发现孩子的胃肠道有什么异常，但孩子就是出现了排硬干便，排便次数减少。这种没有明显原因的便秘，就被称为功能性便秘。

这个时候，就可以使用一些益生菌进行辅助。益生菌可以缩短粪便在肠道的运输时间，增强肠道的运动频率，明显改善排便的次数和粪便的黏稠度。此外，它还可以缓解排便的疼痛和困难，降低功能性便秘的复发率。

这种情况下，首选双歧杆菌三联活菌散，其次为双歧杆菌三联活菌肠溶胶囊、双歧杆菌乳杆菌三联活菌片、枯草杆菌二联活菌颗粒、酪酸梭菌二联活菌散、布拉氏酵母菌散和地衣芽孢杆菌活菌颗粒。

5. 过敏性疾病

对于婴幼儿湿疹，很多妈妈只是给孩子局部外用一些药膏，但有时候会发现效果不太好，应注意婴幼儿湿疹的基本治疗原则是保湿，需要每日用很多的保湿剂来护肤，例如凡士林、硅霜等，同时可以使用益生菌作为辅助治疗，能够明显改善湿疹，提高疗效，降低复发率。

可以选择双歧杆菌三联活菌散、双歧杆菌四联活菌片、酪酸梭菌活菌散剂、枯草杆菌二联活菌颗粒、凝结芽孢杆菌活菌片、布拉氏酵母菌散和酪酸梭菌二联活菌散，一般需使用 1 个月。

6. 反复呼吸道感染的预防

对于反复呼吸道感染，需要给大家明确的是以年为单位，超过一定的呼吸道感染次数（每年 5 ～ 7 次），才能诊断为反复呼吸道感染，所以 1 岁以内的婴儿是不在诊断范围内的，益生菌可以明显减少呼吸道感染发生次数，缩短发热时间、咳嗽及喘息时间和抗生素使用时间。

推荐使用酪酸梭菌活菌散剂、酪酸梭菌二联活菌散和双歧杆菌三联活菌散，疗程 2 ~ 3 个月。

在此需要提醒大家的是，布拉氏酵母菌散在口服以后查便常规往往能查出真菌感染，所以在检查时应向医生告知孩子正在服用布拉氏酵母菌散，以免误诊。

益生菌安全吗?

益生菌是否安全取决于其是否存在潜在感染和是否能携带和传递耐药性，但是截至目前，国内外没有益生菌引起严重毒副反应的相关报道，国内也未见到使用益生菌引起感染和传播耐药的报道。

主要使用的益生菌菌种如乳杆菌、双歧杆菌、酪酸梭菌和肠球菌，主要从健康人肠道分离而来，作为健康人体微生物环境的一部分，这些菌株是人类经过不断进化而形成的，且有些菌株在人类历史长河中已经使用了上百年。

近几十年来，临床中也开始使用来自人体肠道以外的菌株，例如布拉氏酵母菌、地衣芽孢杆菌和蜡样芽孢杆菌。换句话说，益生菌的安全性得到了时间的验证，所以家长朋友们不必担心益生菌会给孩子带来什么负面影响。

真希望孩子不生病

服用益生菌的注意事项

1. 如何保存

通常在低温环境下益生菌可以保持较高的生物活性，除地衣芽孢杆菌、酪酸梭菌、凝结芽孢杆菌、枯草杆菌制剂可以在常温下保存外，其他肠道微生态制剂需低温 2 ～ 8 ℃保存，注意避光、密封。随着科学技术的发展，现在很多益生菌做了冻干处理，也是可以保存在常温下的，但是保存在低温下的效果更好。

对于袋装粉剂的益生菌，在服用时一定要注意，未服用完的益生菌须立即封好放入冰箱冷藏保存，避免有害菌污染。

2. 服用时间

通常情况下，益生菌是餐后服用的，因为益生菌对胃酸很敏感，过多的胃酸会杀灭益生菌，空腹时人体会分泌大量胃酸，不利于益生菌的存活。

益生菌大多为活的微生物，当活的益生菌和抗生素同时服用时，会影响益生菌的生存空间，降低益生菌的活性，所以服用益生菌时建议和抗生素隔开，最好间隔 2 ～ 3 小时。

布拉氏酵母菌、酪酸梭菌、芽孢杆菌、粪肠球菌等益生菌对抗菌药物不敏感，不需要和抗生素隔开时间服用，但布拉氏酵母菌本身属于真菌，不能与抗真菌药物一起使用。

3. 冲调方法

益生菌的冲调，通常是加入不超过 40 ℃的温水或奶制品当中，因为高温会杀死益生菌，降低益生菌的活性。

这些常见的"健康食物"，
孩子能多吃吗？

有一些食物，对成年人来说算得上是健康食物，但对孩子来讲则不然。孩子的脾胃虚弱，且更容易过敏，在日常生活中，哪怕是所谓的健康食物，也不能随意地给孩子吃。

这样的食物有很多，比如此前，我提到过1岁之前的孩子禁止食用蜂蜜。在这里，我主要给各位父母介绍两大类孩子需要谨慎食用的食物：一类是水果，一类是豆制品。

孩子吃水果要注意

在门诊中，很多家长总会问我："刘医生，孩子到底能不能吃水果？"

关于这个问题，众说纷纭。我给大家分享一下水果该如何来吃的问题。

经研究显示，婴幼儿是非常喜欢吃甜食的，而水果中所含的果糖，其甜度是我们平时食用的蔗糖的1.7倍，这也是孩子爱吃水果的主要原因。

大部分水果，还是可以适量吃的，但有些水果可能引起过敏，须警惕。

例如草莓、樱桃、荔枝、菠萝等，这些水果都非常美味，很多孩子一吃就停不下来，但这些水果又比较容易引起孩子过敏的症状，所以家长在给孩子食用水果时，应注意观察，当孩子出现过敏症状时（如恶心、呕吐、荨麻疹、腹泻、便血等），应立即停止食用，并注意记录下来，放进孩子饮食的"黑名单"里，在此后的生活中应尽量避免。

此外，大量进食荔枝会导致低血糖，也应该注意。

还要注意少吃反季水果，现在反季水果越来越多，但很多反季水果都是使用催熟剂催熟的，非常不利于孩子的生长发育。

在盛夏，西瓜占据水果市场的半壁江山。西瓜在我国《本草纲目》中被誉为"天然的白虎汤"，而白虎汤是治疗身大热、口大渴、汗大出的中药方剂，故夏天食用是没有任何问题的，但冬天就不宜食用。再者，从冰箱中取出的西瓜一定不要给孩子直接食用，过于寒凉会伤害孩子脾胃，甚至于肾脏。

吃水果的时间有讲究。我建议把食用水果的时间放在两餐之间或者午睡醒后，这样既易消化又不影响孩子的食欲。应季新鲜的水果，在孩子健康的情况下，每日适量，切记不可多食，以免损伤脾胃。

孩子可以喝豆浆、吃豆腐吗？

从营养角度来讲，豆浆的营养是十分丰富的，含有蛋白质、不饱和脂肪酸、钙及 B 族维生素，其蛋白质的含量为 35% ～ 40%，但我不建议给 1 岁以内的孩子喝豆浆。

第一，因为豆浆中的皂素、蛋白酶抑制剂及植物红细胞凝集素等可以抑制孩子的生长发育。

第二，豆浆在加热到 100 ℃时会破坏大量的营养物质，如果不加热又容易引起孩子腹胀和腹泻，而且豆浆本身可以引起腹部的不适。

总之，不要给 1 岁以内的孩子喝豆浆，1 岁以上的孩子也应适量喝。另外还要注意，豆浆不能和鸡蛋一起食用，因为鸡蛋清和豆浆中的胰蛋白酶抑制剂结合以后，可以形成不易被人体吸收的物质。

相反的是，1 岁以上的孩子是非常适合吃豆腐的，豆腐是以盐卤或者石膏作为凝固剂制作的，钙、镁的含量都很高，当然，也要注意适量。

真希望孩子不生病

蛋白质过敏、不耐受时，如何处理？

现在，在临床中我们发现，对牛奶蛋白过敏或不耐受的孩子越来越多了，这和本身遗传基因及后天基因变异都有关系。

牛奶蛋白过敏的孩子，会出现体重不增、身高不长的情况。

我的一个朋友，在他的孩子6个月时，发现孩子和刚出生时相比体重才长了1千克，这时才着急了，跟我说孩子吃得很少，体重不太长。后来他带孩子来到我的门诊，查了过敏原，显示为牛奶蛋白过敏。

牛奶蛋白不耐受则属于食物不耐受的范畴，这部分孩子总是大便不成形或者稀便，也会出现体重增长缓慢的情况。

无论是牛奶蛋白过敏还是牛奶蛋白不耐受，我们在处理原则上都是一样的，叫膳食回避治疗原则。

很多家长对于膳食回避不是非常了解。其实，膳食回避的意思就是说，你对某种食物过敏，就不要吃这种食物了。但是对于很多1岁以内的婴儿来说，尤其是6个月以内的小婴儿，牛奶往往是他们的主要食物来源。如果不吃又能吃什么呢？

目前市面上有三种奶粉：第一种是游离氨基酸奶粉，适用于重度牛奶蛋白过敏及不耐受的孩子，也是最昂贵的；第二种是深度水解蛋白奶粉，适用于中重度牛奶蛋白过敏及不耐受的孩子，价格适中；第三种是部分水解蛋白奶粉，适用于轻中度牛奶蛋白过敏及不耐受的孩子，价格也是最低的。这些奶粉都可以给牛奶蛋白过敏或者不耐受的孩子食用。

随着人们对牛奶蛋白过敏儿童认知的不断深入，现在水解蛋白奶粉及氨基酸奶粉推荐等级也在不断降低，最终换不换奶粉，也要由孩子的具体情况而定。

我们人体对牛奶蛋白过敏和食物不耐受的程度，也是在不断改变的，所以一般的食用原则是，游离氨基酸奶粉食用 3 ～ 6 个月无过敏症状，换用深度水解蛋白奶粉；深度水解蛋白奶粉食用 3 ～ 6 个月无过敏症状，换用部分水解蛋白奶粉；部分水解蛋白奶粉食用 3 ～ 6 个月仍无过敏症状，则换为普通奶粉即可。

真希望孩子不生病

第三章

孩子感冒
难熬，怎样缓解？

本章内容

如何快速辨别风热、风寒感冒？

流感和普通感冒，怎样鉴别和应对？

关于应对孩子感冒的 6 大误区

呼吸道反复感染，有可能是缺乏微量元素

孩子发热，怎样降温既有效又安全？

分清孩子发热的类型，精准应对

孩子感冒，不用药可以吗？

孩子感冒需要吃抗生素吗？

什么情况下该清热解毒？

孩子咳嗽，怎样针对症状用药？

痰热咳嗽、肺热咳嗽、风热咳嗽，有什么区别？

孩子持续咳嗽，引发支气管感染或肺炎，怎么办？

嗓子疼、嗓子哑怎样缓解？

缓解感冒的"神药"，如何使用最有效？

金银花和菊花，什么情况下用效果最好？

如何快速辨别风热、风寒感冒？

孩子感冒、发热，尤其是出现咳嗽症状，严重的甚至会导致肺炎，常常让家长们非常头痛。孩子白天吃不好、玩不好，晚上睡不好。病情严重的，还要打针吃药，没有几个孩子是愿意配合的，往往会哭哭闹闹，让家长忧心焦虑。

风寒或者流感等很多因素，都可能导致孩子感冒发热，家长很难预防。当孩子出现这些问题的时候，家长学会怎么应对，帮孩子缓解症状，是非常有意义的。

孩子感冒了，有时候不方便去医院就诊，而家长自己给孩子吃一些非处方药时，往往在选择上很困难。比如，我在科普文章、短视频中推荐过风寒、风热感冒的常用中成药，有的父母看过我的科普视频，但是由于他们很难分清孩子到底是风寒感冒还是风热感冒，在帮助孩子缓解症状时，还是很难决策，无法正确选用药品和帮孩子缓解症状。

我想和大家聊聊如何快速辨别风热、风寒感冒。

受凉了，一定是风寒感冒吗？

门诊时，经常有家长告诉我，孩子受凉了，有点感冒。

受凉，在生活中与感冒联系紧密，一般指比较轻微的感冒。感冒指感受触冒风邪，通常是感受风寒邪气导致的。出现鼻塞、流清涕、打喷嚏，怕风怕冷等症状。

很多家长认为，孩子受凉了，多半是风寒感冒，而且有些家长会用紫苏叶熬水给孩子泡脚，或是熬葱白水、姜汤给孩子驱寒。这没有错，受凉可能导致感冒，但是孩子受凉出现身体不适，不一定就是风寒感冒，还可能有别的情况出现。

让我们来了解一下其他可能的情况。

孩子受凉，如果近期有食积，会出现咳嗽的症状，咽痒、咳痰色白、质地较稀，怕风怕冷，易引起急性喉炎、急性支气管炎；还有可能出现呕吐、腹泻的情况。

从中医理论角度来看，孩子脏腑娇嫩，对疾病的抵抗能力较差，寒暖不能自调，饮食不能自节，小儿肺常虚，由于生长发育快速，脾胃运化的功能尚未充足，很容易受到风寒邪气的侵扰而引发病症，既可表现为上呼吸道症状，也可引发胃肠道疾病。

例如，有一次我女儿淋了雨，大概两小时后就出现了咽痛的症状。我检查咽喉后，发现孩子扁桃体已经红肿，就给女儿服用了复方金银花颗粒，第二天她就痊愈了。

为什么要用复方金银花颗粒呢？我们简单讲讲原理。

即使我们一开始是受凉了，出现了风寒感冒的症状，但一部分风寒感冒是会"寒化热"的，也就是"寒邪郁而化热"，时间有可能是非常短的，可能几小时内就出现"寒化热"的情况，甚至可能只是十几分钟。因此，孩子出现感冒症状时，一定要综合评估，不能单纯靠受凉、受热来判断感冒的性质。孩子受凉而导致的感冒，也不一定是风寒感冒，家长不要自以为是地用药。

真希望孩子不生病

如何区分风寒感冒和风热感冒?

首先，普通的风寒、风热感冒一定要和流行性感冒辨别清楚，因为它们是完全不同的。在后文我会详细地介绍，大家可以对比来进行判断。

如果是一般的风寒、风热感冒，可以从以下几点进行区分。

孩子鼻流清涕——风寒感冒；鼻流黄涕——风热感冒。

孩子表现为怕冷怕风，多为风寒感冒；孩子怕热、汗多，多为风热感冒。

让孩子张大嘴巴，发出"啊"的声音，观察孩子的咽喉部，看咽部是否发红、充血。咽部无充血，多为风寒感冒；咽部充血、红肿，多为风热感冒。

观察孩子舌苔，如果舌苔较之前不红，多为风寒感冒；若是风热感冒，则舌苔较红。

孩子风寒感冒，发热往往不是很重，大一些的孩子会有身体酸痛的情况，头有闷痛感；而风热感冒相对发热较重，面色较红，有头涨痛的表现。

通过以上几点综合考虑，可以辨别大部分孩子是风寒还是风热感冒，家长朋友可以对比观察孩子的情况，来选择对应的药物在家用药，如果自己难以区分，或者孩子症状比较严重，应及时就医。

如果孩子风寒感冒，可选择风寒感冒颗粒、荆防颗粒、午时茶颗粒（外有风寒、内有食积）。

如果孩子风热感冒，可选择小儿咽扁颗粒、风热感冒颗粒、银黄颗粒。

以上都是非处方药，可以对症在药店购买。

实在分不清风热、风寒感冒怎么办?

虽然我分享了快速区分风热、风寒感冒的方法，但很多时候，孩子的一些感冒症状家长确实难以鉴别，不易判断。如果区分不清楚，家长是很难自行选择药物服用的，如果选错药，孩子的病情发展变化大，家长难过，孩子痛苦。那么，有没有如果分不清风热、风寒感冒，可以使用不出错又可以改善症状的药呢?

我给大家推荐的药物是小儿柴桂退热颗粒或者口服液。不是说含有"退热"两个字就一定要在发热的时候使用，我们在不发热的时候，只要确认是感冒，也是可以使用的。"汗法"是我们中医治疗疾病的"八法"之首，"八法"即所谓汗、吐、下、和、温、清、消、补。而小儿柴桂退热颗粒或者口服液，它含有柴胡、黄芩，黄芩也是小柴胡汤的组成部分，桂枝和白芍是桂枝汤的组成部分，同时还含有具有一定疏风解表，也就是我们现在所说的抗过敏作用的蝉蜕和浮萍，所以它还具有治疗反复荨麻疹的作用。

流感和普通感冒，怎样鉴别和应对？

流感，指的是具有一定的流行性和季节性，由流感病毒引起的常见急性呼吸道传染病。发病季节一般是北方冬春季，南方全年流行，高峰多在夏季及冬季。流感患者和隐性感染者是流感的主要传染源，主要通过飞沫在人与人之间直接传播。流感病毒在呼吸道分泌物中一般持续排毒 6～8 天。高危人群（儿科）：年龄小于 5 岁的儿童（年龄小于 2 岁更易发生严重并发症）。

流感的症状

年龄稍大的孩子流感症状与成人相似，多表现为普通流感型。起病急骤，有高热、畏寒、头痛、背痛、四肢酸痛、疲乏等；不久即出现咽痛、干咳、流鼻涕、眼结膜充血、流泪、畏光，以及局部淋巴结肿大，肺部可出现大水泡音，可伴随腹痛、恶心、腹泻、腹胀等消化道表现，在婴幼儿和学龄前儿童更常见。

婴儿表现为易激惹、喂养困难、哭闹，或者单纯发热，临床上可能会出现类似细菌感染所致的脓毒症。

流感还有可能会出现一些并发症，比如中耳炎、鼻窦炎、细支气管炎、喉气管支气管炎和肺炎。此外还有热性惊厥、急性良性肌炎、心肌损伤（心肌炎、心包炎）、流感相关性脑病及横纹肌溶解症等。

患了流感，确认是否为病毒感染，可以到医院做病原学检查。在检查时实验室要进行病毒分离，采取标本最好在起病 3 ～ 5 天之内，病毒分离为实验室检测的金标准，需要 2 ～ 7 天获得结果；病毒核酸检测，可作为确诊实验，一般在 4 ～ 6 小时内获得结果；病毒抗原检测，一般在 2 ～ 4 小时内出结果。

此外还有快速抗原检测，10 ～ 30 分钟出结果，可进行初步诊断。但这个检测的准确度低一些，无论阳性还是阴性，都需使用前面两种方法进一步确认。现大多数医院采取快速抗原检测方法，故仍不能完全排除流感的可能。

怎样帮助孩子应对流感呢？

1. 疫苗接种

接种流感疫苗是预防流感最有效的手段。目前应用的疫苗有灭活疫苗和减毒活疫苗，都为三价疫苗，接种流感疫苗后，通常 2 周内产生保护性抗体，可在体内持续 1 年，每年都需要接种当季的疫苗，才能达到最佳免疫保护效果。

灭活疫苗优点为经肌内注射，可产生大量 IgG 抗体，副作用小，缺点是局部 sIgA 较少，被批准用于 6 个月以上的儿童。

减毒活疫苗采用鼻咽腔喷雾法接种，虽然操作简单方便，局部 sIgA 较多，但副作用大，类似轻症感染，被批准用于 2 岁以上儿童。

真希望孩子不生病

2. 药物预防

奥司他韦对流感患者的家庭接触者的保护效力为 68% ～ 89%，用于家庭暴露个体的预防，抗病毒药物预防使用持续 10 天。

预防剂量为治疗剂量的一半，1 天服用 1 次，被推荐用于 1 岁以上儿童。在特殊情况下，可以考虑让 3 个月以上的婴儿口服奥司他韦来预防流感。

3. 服用抗病毒药物

因为流感主要是由流感病毒引起的，要尽量在发病 36 小时内或 48 小时内使用抗病毒药物，越早使用越好。

抗病毒药物共分 2 类：一类为 M2 离子通道阻滞剂，包括金刚烷胺和金刚乙胺，但仅对甲型流感病毒有抑制作用；另一类为神经氨酸酶抑制剂，包括奥司他韦、扎那米韦和帕拉米韦，奥司他韦为口服剂型，扎那米韦为鼻喷剂或雾化吸入剂，帕拉米韦为静脉注射剂（用于口服不耐受及频繁呕吐的患儿）。

4. 用中成药缓解和治疗流感

不同的感冒症状，需要用不同的方式和药物来缓解。

风热感冒：可以用疏风解毒胶囊、银翘解毒类、双黄连类。

风寒感冒：可以用九味羌活颗粒、散寒解热口服液。

热毒：连花清瘟胶囊（因此药石膏含量较大，对患儿胃肠刺激较大，我在临床中使用较为谨慎）、金莲清热泡腾片、小儿豉翘清热颗粒。

普通感冒：多由鼻病毒、副流感病毒、呼吸道合胞病毒、埃可病毒、柯萨奇病毒、冠状病毒、腺病毒等引起。一年四季均可发生，气候骤变时及冬春季节发病率较高。

临床表现一般为鼻塞、打喷嚏、流涕、发热、咳嗽、头痛等，以卡他症状为主。

普通感冒起病较急，潜伏期 1～3 天，主要表现为鼻部症状，如打喷嚏、鼻塞、流清水样鼻涕，也可表现为咳嗽、咽干、咽痒、咽痛或灼热感，甚至鼻后滴漏感。2～3 天后鼻涕变稠，常伴咽痛、流泪、味觉减退、呼吸不畅、声嘶等。一般无发热及全身症状，或仅有低热、不适、轻度畏寒、头痛。婴幼儿可骤然起病，高热、咳嗽、食欲差，可伴有恶心、呕吐、腹泻、烦躁，甚至高热惊厥。年长儿症状较轻，一般病程 3～5 天。

得了普通感冒的应对方法

普通感冒治疗期间注意休息，多饮水，饮食要容易消化，注意通风等。根据症状选用药物治疗。

如果孩子得了普通感冒，可以使用以下常用药物 [依据《中成药治疗小儿急性上呼吸道感染临床应用指南（2020 年）》推荐]。

（1）孩子上呼吸道感染，伴腹胀、便秘，推荐单独使用小儿豉翘清热颗粒治疗 3～4 天，可缓解发热、鼻塞、流涕、咳嗽，缩短退热时间，改善腹胀、便秘等症状。适用于 6 月龄以上小儿。

（2）孩子上呼吸道感染，并伴咽红肿痛、大便秘结，推荐单独使用芩香清解口服液治疗 3 天。适用于 6 月龄以上小儿。

（3）孩子急性咽炎、扁桃体炎、小儿疱疹性咽峡炎或急性化脓性扁桃体炎，推荐单用蒲地蓝消炎口服液治疗 5～7 天，可改善咽痛、咽红肿症状。对小儿疱疹性咽峡炎患者，推荐单用 5 天治疗，可以缩短疱疹

真希望孩子不生病

消失时间。对急性化脓性扁桃体炎患者，推荐在使用蒲地蓝消炎口服液的同时，使用抗生素 5 天。

 刘叔提醒：类似蒲地蓝消炎口服液的药物，性寒凉，脾胃虚寒者慎用。

（4）孩子上呼吸道感染伴咽红、大便干结或有疱疹性咽峡炎，推荐单独使用小儿双清颗粒治疗 3 ～ 5 天。如果是疱疹性咽峡炎，可以联合应用利巴韦林气雾剂 5 ～ 7 天。症状如果很严重的，可以在服药 2 小时后加服一次。

（5）孩子上呼吸道感染，如果只有发热、鼻塞、流涕、咳嗽的症状，可以单独使用小儿解表颗粒治疗 3 天。注意，仅适用于 1 岁以上的孩子。

（6）孩子上呼吸道感染，以发热、鼻塞、流清涕为主，推荐单独使用小儿柴桂退热口服液或者小儿柴桂退热颗粒，按照说明书服用 3 天，可缓解症状。

（7）孩子上呼吸道感染，出现咳嗽、呕吐，推荐单独使用健儿清解液治疗 3 天。

（8）孩子出现疱疹性咽峡炎或急性扁桃体炎，推荐辅助使用儿童型开喉剑喷雾剂，治疗 3 ～ 5 天，可缩短退热时间、疱疹和扁桃体脓点消失时间，改善咽痛。

（9）孩子出现上呼吸道感染，有咳嗽症状，可以使用小儿肺热咳喘口服液治疗 5 天。适用于 1 岁以上患儿。

（10）以发热、头痛、四肢酸痛、咽痛为主的上呼吸道感染，推荐单独使用连花清瘟胶囊，治疗 3 天，可缓解咽痛、头痛、四肢酸痛症状，缩短退热时间。适用于 3 岁以上孩子。基于专家经验的专家共识，对于服药困难的孩子，可去掉胶囊，将药粉溶于水冲服。

（11）如果孩子出现发热、惊厥，并且伴有疱疹性咽峡炎，推荐在服用镇静药的基础上，服用儿童回春颗粒治疗 3 ～ 7 天，可减少高热惊厥发作；同时可以服用利巴韦林 7 天，缩短发热时间和疱疹消失时间（1 岁以内，1 次 1.25 g）。

（12）如果孩子出现头昏、脘腹胀满、呕吐泄泻的症状，可以单独使用藿香正气口服液治疗 3 ～ 5 天（我个人并不是十分推荐，仅依据专家共识）。

以上是对于流行性感冒和普通感冒的鉴别和日常应对，家长可以作为参考，心中有数，才能做到内心不慌。具体用量及用法须参照药品说明书或遵医嘱。如果服药后孩子症状无明显缓解，或症状加重，请及时去医院就诊。

真希望孩子不生病

关于应对孩子感冒的 6 大误区

孩子感冒，家长在应对时，可能一不小心就会踩坑，进入误区，看看常见的误区，您踩中了几个？

第一个误区：孩子一生病就用抗生素

其实孩子普通的感冒，90% 都是病毒感染，是不需要使用抗生素的。如果反复滥用抗生素，会对孩子的免疫力造成一定的伤害。

第二个误区：滥用磷酸奥司他韦

孩子生病，只要一出现感冒症状，稍微有点发热，很多家长就赶紧给孩子使用磷酸奥司他韦。

父母要注意的是，奥司他韦只针对流感病毒，对其他的病毒效用不大。

第三个误区：过早给孩子使用清热解毒的中药

很多父母认为中药的副作用小，动不动就给孩子服用清热解毒的中草药、中成药，这一点也是错的。为什么呢？因为我们的孩子早期身体没有完全发育好，如果过早地给孩子使用清热解毒药，可能会成为造成孩子日后反复喘息的一个主要的因素。

第四个误区：让孩子烧一会儿，孩子更聪明

有的父母说，不管孩子烧到多少摄氏度，给孩子擦一擦、喝点水就行，尽量不去管，让孩子自己好更好！这是不对的。大家一定要注意，对于 6 岁以内的孩子，尤其是 3 岁以下，是有可能发生高热惊厥的。所以，在孩子腋温超过 38.2 ℃的时候，我的建议是及时使用退热药，比如最常见的布洛芬或者对乙酰氨基酚。并且注意，不要将布洛芬和对乙酰氨基酚交替使用。另外，孩子感冒发热，如果需要去医院查血常规，使用退热药对检查结果是不影响的。

第五个误区：孩子风寒感冒，家长却给孩子服用了治疗风热感冒的药物

虽然大多数孩子感冒是风热感冒，但是也有一部分孩子得的是风寒感冒。许多家长在没有辨证的情况下，用错了感冒药。

第六个误区：孩子以前惊厥过，不会再犯了

对于复杂性热性惊厥的孩子，除了使用退热药外，还应当注意口服镇静药物，预防惊厥的发生。

如每年惊厥超过 5 次，单次惊厥持续时间超过 30 分钟，则需要服用镇静药物来预防惊厥。预防措施分为长期和间断两种，如果采取长期预防措施，需要服用丙戊酸钠或左乙拉西坦或苯巴比妥；若采取间断临时预防，则需在发热早期及时口服地西泮，每 8 小时一次，但最多使用 3 次，具体使用方法须就医指导。

无论是家长还是医生，都应当尽可能地减少孩子热性惊厥的发生，尽管如此，仍有一部分热性惊厥，发病顺序为先惊厥、后发热，这种热性惊厥往往防不胜防，需要家长密切观察孩子的情况，及时就诊治疗。

真希望孩子不生病

呼吸道反复感染，
有可能是缺乏微量元素

在门诊上，有很多家长一进诊室，就很焦急地说："刘大夫，我家孩子老是呼吸道感染，今年都第 N 次了，给我愁死了。这是在某某医院的检查，您看看啊……"

反复呼吸道感染是以呼吸道感染、扁桃体炎、支气管炎及肺炎在一段时间内反复发生、经久不愈为主要临床特征的呼吸系统疾病，是小儿的常见疾病之一。该病发病率高、复发率高。

反复呼吸道感染与多种原因导致的免疫功能失调有关，具体包括年龄、喂养、饮食及营养、环境等。若反复呼吸道感染不及时治疗或治疗不当，会影响孩子的健康和生长发育。

现代研究表明，反复呼吸道感染与微量元素缺乏关系密切。人体所需营养分为蛋白质、脂肪、碳水化合物、维生素、矿物质、水、膳食纤维 7 类，这些又可分为常量营养素和微量营养素。

常量营养素包括蛋白质、脂肪、碳水化合物和一些矿物质，每天需要量很大，它们构成食物的绝大部分，提供机体生长、代谢和运动所需的能量和物质。而微量营养素需要量很少，包括维生素和某些微量元素，它们能催化常量营养素的利用。

微量元素过多或者过少，均会引起免疫功能的下降，从而导致机体对疾病的抵抗能力下降。铁、铜、锌、锰和硒等元素缺乏时，机体免疫器官会发生萎缩，体液免疫和细胞免疫能力降低。如体内缺锌会影响免疫力，发育受阻。目前微量元素检查没有列入儿科常规检查，只有孩子在出现反复呼吸道感染时才建议检查。

脂溶性维生素 A、维生素 D 缺乏也是引起反复呼吸道感染的重要因素。维生素 A 对呼吸道上皮细胞的分化及保持其完整性有着重要的作用。当维生素 A 缺乏时，人体局部防御功能降低，易致感染。

另外，研究发现，维生素 D 缺乏能够引起儿童免疫功能降低，是儿童反复呼吸道感染的主要发病原因之一。其机制可能为维生素 D 缺乏时会影响患儿对钙剂的吸收，进而引起其支气管、气管纤毛运动功能减弱，使机体抵御病原微生物的功能降低。Singh Neha 等研究发现，对反复呼吸道感染的患儿进行维生素 D 的补充，可以缩短其病程，缓解临床症状，增强机体免疫力。

我们建议，对于 3 岁以内的婴幼儿应当每日补充维生素 A 1500 ～ 2000 IU，维生素 D 400 ～ 800 IU。对于反复呼吸道感染的孩子来说，3 岁以后仍应每日补充维生素 A 1500 ～ 2000 IU，维生素 D 400 ～ 800 IU。

反复呼吸道感染的孩子又称复感儿。在我看来，由于孩子在这个生长发育阶段，受"肺常不足、脾常不足"的生理影响，呼吸道免疫功能较差，本来就易患呼吸道感染，而复感儿在此生理基础上，病情反复，损伤肺脾，导致机体正气不足，胃肠道吸收功能也受到影响，微量元素也会摄入不足。同时，伴随着机体消耗也在不断减少。有研究显示，血清微量元素水平和维生素水平降低能够影响儿童反复呼吸道感染的疾病进展和预后效果，加强钙、铁、锌、维生素 A 和维生素 D_3 等的补充有助于儿童反复呼吸道感染的防治。

因此，各位家长，在孩子反复呼吸道感染时，可以适当地补充微量元素，补充因疾病导致的消耗，同时对孩子的免疫力也有一定的提升作用。

真希望孩子不生病

孩子发热，怎样降温既有效又安全?

孩子发热，是家长经常遇到又非常担心的问题，尤其是孩子免疫系统尚未发育完善，容易遭受侵袭而生病。在呼吸系统疾病中，发热是非常常见的症状之一。在此，我先带大家一起来正确认识孩子发热的原理，这样才能科学地应对发热。

发热是症状，不是疾病

孩子发热是一种症状，它不是一种疾病。临床上孩子的呼吸系统疾病发病率很高，所以发热也是出现率比较高的一个表现。孩子发热了，家长就很焦虑："我家孩子发热了，这可咋办呢?"

发热是指机体在致热源作用下或各种原因引起体温调节中枢的功能障碍时，体温升高超出正常范围，即体温升高超出一天中正常体温波动的上限。临床工作中，通常将肛温 ≥ 38 ℃或腋温 ≥ 37.5 ℃定义为发热。

临床上按照体温高低将发热分为 4 类。以腋温为准，37.5 ～ 38.0 ℃为低热，38.1 ～ 38.9 ℃为中度发热，39.0 ～ 40.9 ℃为高热，≥ 41.0 ℃为超高热。

家长们需要知道，孩子的体温可以因性别、年龄、昼夜和季节变化，以及饮食、哭闹、气温、衣被厚薄等影响，而有一定范围的波动。体温稍有升高，并不一定就是生病了。所以不要发现孩子体温略有变化，就大惊小怪，采取不适当的措施。

在多数情况下，发热是身体对抗入侵病原的一种保护性反应，是人体正在发动免疫系统抵抗感染的一个过程，是一种保护性机制。再者，发热程度与疾病的严重程度不一定成正比。但发热温度过高或长期发热可影响机体各种调节功能，从而影响小儿的身体健康。因此，确定病理学发热以后，应该积极查明原因，针对病因进行治疗。

家长要警惕的是，在一些疾病中，可能不会伴随发热的症状。一些机体抵抗力低的孩子，纵使患了严重的疾病，也很可能不会发热。

目前研究显示，不应将恢复正常体温作为退热治疗的主要目标。发热是一种生理机制，对抗感染和病情恢复有益。发热本身不会导致病情恶化或神经系统损害，降温治疗不能降低发热性疾病的病死率，使用退热药的主要益处是改善患儿的舒适度，从而改善整体临床状况。因此家长们要注意，退热治疗的主要目标是改善孩子的舒适度，而不是仅关注体温是否降至正常。

孩子发热，如何紧急应对？

孩子发热，先要明确原因。如果是环境温度导致的发热，热势并不高，并且通风换气以后，孩子发热症状就会消失；或者发热是因为穿衣盖被太多，那么通过减衣减被就可以控制体温。家长们就不用太过担心。同时这也提醒家长，孩子发热时，穿衣盖被不能太多、太厚，保持环境温度适宜，通风良好，这些举措有一定的作用。

家长可以将孩子放在安静、空气流通性好的地方，穿的衣物要具有透气性。切忌对发热的孩子采取捂被子的方法使其出汗，因为这样不利于孩子的皮肤散热。当然了，如果孩子手脚冰凉，我们一定要注意给孩子把手脚搓热，或把手脚泡在温水里面。另外，在发热期间要及时补充孩子体内的水分，保持其大小便的通畅性。

2月龄以内的婴儿、新生儿禁用解热镇痛药。对大于2月龄的孩子，当腋温大于38.2 ℃时，可以给孩子服用退热药物。高热时推荐应用对乙酰氨基酚或布洛芬，不建议服用吲哚美辛、阿司匹林、赖氨酸阿司匹林、尼美舒利、氨基比林等药物，同时，也要慎用糖皮质激素来给孩子退热。此外，不推荐解热镇痛药与含有解热镇痛药的复方感冒药合用。

孩子发热，一定不能用激素吗？

孩子发热了，有些家长会很焦虑，想尽快降温退热，听说激素类药物效果好，就会要求医生：快给我娃退烧，上激素……而有另外一些家长则认为：激素那么多副作用，治疗发热的时候千万不能用……

能不能给孩子用激素，要视情况而定。

医生一般不轻易使用激素给孩子退热，若使用激素，一定是符合激素的使用适应证。

严重感染的时候，在强有力的抗生素支持下，才会使用激素，而且应当是先停激素后停抗生素。

比如糖皮质激素，在临床广泛使用，主要用于抗炎、抗毒、抗休克和免疫抑制。其应用涉及临床多个专科。应用糖皮质激素要非常谨慎，正确、合理应用糖皮质激素是提高其疗效、减少不良反应的关键。临床中糖皮质激素可以减少炎性渗出，解除支气管痉挛等。

如何科学护理，缓解孩子的不适

　　家长发现孩子发热，应让孩子多喝水，时刻观察孩子的病情变化，采用适当的物理降温方法，如用温水外敷儿童额头，泡温水浴，减少穿着的衣物，使用退热贴、退热毯，降低室内温度等。这些方法均可通过传导、对流及蒸发作用带走身体的热量，使发热儿童感到舒适。当孩子腋下温度大于等于 38.2 ℃或有明显不适时，应及时就医。

　　家长们要注意的是，目前各国指南均不推荐如下物理降温方法用于孩子退热：乙醇（酒精）擦身、冰水灌肠等。这些方法往往会明显增加患儿不适感，可能会引起他们寒战、起鸡皮疙瘩、哭闹等。另外，也不宜过度或大面积使用物理方法冷却身体，这样的降温方法会激起人体的保护机制来克服物理降温的作用。

　　孩子发热，如果既往有高热惊厥病史，解热镇痛药是不能有效预防热性惊厥发作的。对患有慢性疾病或病重、有重要脏器功能障碍者，如心力衰竭、呼吸衰竭等儿童，因为发热可导致代谢率增高，加重脏器负担或损害，导致病情恶化，所以应当积极降温。

　　以上方法，可以帮助家长更好地了解、应对孩子发热症状。孩子发热以后，家长可以根据实际情况，采取一些适当的措施来应对。但当孩子热势高或者精神状态较差，以及发热超过 3 天时，就应当及早就医，以免延误病情。

真希望孩子不生病

分清孩子发热的类型，精准应对

首先，我们知道，一般临床上常测的是腋温，当腋温≥ 37.5 ℃，孩子就发热了。在临床上按照体温高低将发热分为 4 类。以腋温为准，37.5 ～ 38.0 ℃为低热，38.1 ～ 38.9 ℃为中度发热，39.0 ～ 40.9 ℃为高热，≥ 41.0 ℃为超高热。

按发热时间的长短又可将发热分为 4 类。

短期发热：发热时间＜ 2 周，多伴局部症状和体征。

长期发热：发热时间≥ 2 周，有的可无明显伴随症状、体征，需实验室检查帮助诊断。

原因不明的发热：发热持续 2 周以上，体温 37.5 ℃以上，经查体、常规实验室检查不能确诊者。

慢性低热：低热持续 1 个月以上。

当然还有发热的原因和发热热型，在这里我就不做介绍了，这个需要专业的医生或者需要借助实验室检查来判断。发热体温高低和时间长短，则是我们家长需要关注的问题。

当孩子发热以后，若是处在低热体温范围值，且精神良好，无流鼻涕、打喷嚏、咳嗽、食欲下降等其他症状表现，可在家观察一天，增加饮水频次及饮水量，保持通风，不要为孩子捂汗退热。

若孩子发热体温在中度发热的时候，可以根据孩子的表现简单判断，比如孩子有打喷嚏、流鼻涕等症状，可能是感冒了，应予以退热药，观察孩子体温、症状变化。2月龄以上儿童体温 ≥ 38.2 ℃伴明显不适时，可采用的退热剂为对乙酰氨基酚。6月龄以上可采用对乙酰氨基酚或布洛芬。

如果用药以后孩子症状改善，可以暂不就医，保持一定的饮水量和适宜的环境温度。如果应用退热药以后，孩子的症状没有减轻，出现咳嗽、呕吐、精神较差、高烧等症状时需要及时就诊。

如果出现以下情况，如发热伴颈强直、前囟膨隆、意识水平下降、抽搐，甚至惊厥持续状态；发热伴呼吸急促、鼻翼扇动；发热伴肢体或关节肿胀、患肢不愿活动、不能负重；发热超过 5 天，且合并双侧非渗出性结膜充血、口唇皲裂、杨梅舌、口腔咽部黏膜充血、指（趾）端红肿、皮疹等。这些情况提示孩子可能是其他的疾病，家长朋友不要在家自行用药，需要及时去医院就诊。

使用退热药的注意事项

在应用退热药时，需要注意以下几点：

（1）剂量不得过大，服用时间不能太长。

（2）服药期间多喝白开水，有利于药物的吸收和排泄，减少药物由于长时间在体内对孩子身体造成的损伤。

（3）3岁以下孩子的肝、肾还没有完全发育成熟，因此必须小剂量服用药物。

（4）退热的药物不要和碱性药物同时服用，否则会影响退热效果。

（5）避免对乙酰氨基酚与布洛芬联合使用或交替使用。

（6）单一成分的解热镇痛药与含有相同药物成分的复方感冒药联合使用，有重复用药，甚至药物过量中毒的风险，因此应避免联用解热镇痛药与含有解热镇痛药的复方感冒药。

真希望孩子不生病

（7）2月龄以下的孩子，尤其新生儿禁用解热镇痛药。

（8）哮喘孩子应在对其病情进行全面评估后使用退热药。

（9）肝功能异常伴发热时可选用布洛芬。

（10）肾功能损伤至中度及以上异常或肾功能不全的孩子，如果持续发热禁用布洛芬，必要时可选用对乙酰氨基酚。

（11）心功能不全、心力衰竭的孩子最好不要用布洛芬，如果必须使用解热镇痛药，可选用对乙酰氨基酚。

（12）有些家长担心孩子接种疫苗后发热，因此在打疫苗之后预防性使用退热药，这是错误的。

服用药物后，要保证孩子的休息时间，充足的睡眠可增强患儿抵抗力。而且，孩子发热时不能穿得太多、盖得太多，因为散热效果不佳，反而会使体温升高，给感冒患儿准备清淡、易消化的食物，同时保持大便通畅，有助于孩子的体温恢复正常。

在这里，也想提醒各位家长，如果孩子高热，且不能判断如何用药或者孩子病情时，及时到医院就诊，以免耽误孩子病情。

孩子感冒，不用药可以吗？

我经常会被问到这样的问题："刘医生，孩子如果小感冒，我应当给孩子吃什么药？是不是不用吃药、不需要看医生了？"

这个问题我思索了很久，也不知道该从何讲起。因为这个"小感冒"的"小"很难拿捏。

《伤寒论》目前是公认的中医方书之祖，它开创了六经辨证理论，太阳病又是六经病的初期阶段，而太阳的生理功能是：抵御外邪入侵，调节汗孔开合，管理水液代谢。我们古人所说的太阳，就是我们的皮肤表面。那么这个"小感冒"的"小"字，我想就是病邪刚刚侵袭皮肤表面的过程吧。

在此病邪初期阶段呢，是采用发汗的办法治疗的。几年前我去国外旅游，一下飞机就感冒了，想买点儿药。可是那里对药品监管得很严，导游就给我推荐了一款叫"潘纳多"的澳洲神药，说是老人、小孩儿、孕妇，头痛、发热、腹痛都是让买这个在超市就能买到的神药，一吃就好了。我一查，哪是什么神药啊，其实就是对乙酰氨基酚，一款最常见的解热镇痛药而已，吃了后就开始微微发汗。这个就和我们中医对于表证前三日发汗治疗的理论不谋而合了。

在这样的情况下，我们可以尝试以下几种方法。

真希望孩子不生病

1. 葱姜盐醋汤

这个汤，我小时候可没少喝！这是我外公贾堃的名方，适用于孩子刚刚感冒时，看上去无力、没有精神的情况。

制作方法很简单，生姜三片、葱白一段切碎、食盐少许、红醋适量，用开水煎煮沸腾，趁热一顿喝完。服用后盖好被子，微微发汗即可。

2. 热水泡脚

刚刚感冒的时候，可以用热水泡脚的方法，泡脚后头部微微发汗即可。也可到中药房抓紫苏叶 3 g（6 岁以上孩子可用 6 g），煎煮后，倒入脚盆中泡脚，发汗作用会比单纯用热水好一些。

所谓"小感冒"，也就是刚刚感冒一天的初始阶段，在微微发汗后，应多饮开水，盖被添衣，以免二次受外邪侵袭，如果孩子不能微微发汗，或发汗后各项症状未能缓解，腋下温度大于等于 38.2 ℃或身体出现明显不适时，则建议服用退热药物（含有布洛芬或对乙酰氨基酚的药物）后，及时到医院就诊，以免贻误病情。

孩子感冒需要吃抗生素吗?

孩子感冒的时候需要吃抗生素吗?可以吃抗生素吗?

很多家长提到抗生素就非常抵触。的确,家长们都注意到了抗生素使用的问题,一旦提到使用抗生素,难免有一种抗拒的心理。

抗生素主要是针对"细菌有而人(或其他动植物)没有的机制"进行杀伤,具有抑菌或杀菌的作用。我们常见的感冒多是由病毒感染所引起的,一般而言,普通的感冒不宜使用抗生素。但是当感冒引起了继发的细菌感染时,需要使用抗生素;或者在血常规、C-反应蛋白检查等检验结果明确有细菌感染时,需要使用抗生素。

如上呼吸道感染时,鼻分泌物呈黏稠不透明或变色,仍可能是病毒性鼻窦炎,无须用抗生素。除非这种症状持续 7 ~ 10 天无改善或反而加重,或伴发热、白细胞增高、C-反应蛋白增高等,考虑细菌感染,在积极寻找感染部位的同时,加用抗生素。

鼻窦炎、急性中耳炎在排除病毒感染后,治疗应用抗生素,根据细菌培养和药敏结果调整抗生素的使用,并需要按疗程服用。

还有很多家长会进入一个使用抗生素的误区:孩子服用了 5 天的抗生素,认为时间已经很长了,就自行停药。但其实对于孩子的病情来说,是没有按疗程使用的,做法是错误的。所以在这里提醒大家,一定要按疗程服用。

对于感冒使用抗生素的问题,还是提醒各位家长,应在医生的指导下使用。根据病情需要,选用合理的抗生素,既不滥用抗生素,也不谈虎色变。

真希望孩子不生病

什么情况下该清热解毒？

在门诊上，我经常会听到这样的话："大夫，给我开点清热解毒的药吧。"

"清热解毒"是很多人最熟悉的中医概念，那么，什么是清热解毒的药？什么时候吃清热解毒药呢？

在中药中，有一类药就是清热解毒药，多为苦寒之品。主治各种热毒证，如痈疮疔疖、丹毒、咽喉肿痛、热毒下痢等。临床上常用的清热解毒药物有蒲公英、半枝莲、半边莲、银花、连翘、鱼腥草、七叶一枝花、板蓝根、山豆根、忍冬藤、四季青、大青叶、紫花地丁、白毛藤、白毛夏枯草、芦荟、黄连、黄檗等。

在方剂学中呢，也有清热解毒一类的方药，是以清热解毒药为主配伍而成，适用于瘟疫、温毒、火毒及疮疡等证。这些证可表现为舌红苔黄、大热渴饮、咽喉肿痛、身热面红等症状。

以上是关于清热解毒药和清热解毒方的介绍，家长朋友应该对"清热解毒"的含义有点概念了。

在一些常见的疾病中，我们需要用到清热解毒法，比如风热感冒、急性化脓性扁桃体炎、肺炎等。在孩子风热感冒的时候会有高热、咽喉肿痛、疱疹性咽峡炎等症状。孩子如果得了手足口病，通常也需要服用一些清热解毒的药物。通过这些疾病的症状，可以帮助家长更好地理解清热解毒药的使用情况。也就是说，在这些疾病、这些症状下，我们可以或者需要清热解毒。

那么如何给孩子选购清热解毒药？通过本篇文章，我想告诉大家，如何通过药物的组成来分析这个药的主要作用。

如果你选的药里面含有金银花、连翘，那么一般来说，它是具有一定的解表作用的，所以它适合风热引起的发热症状。

如果你选择的药物含有桑叶和菊花，那么它具有清肝平肝的作用，所谓肝火不降，肺火就不降，所以适用于轻微咳嗽的患者。

如果你选择的药物含有鱼腥草，对于头面部的疖肿，包括扁桃体炎、扁桃体化脓，效果是比较好的。

板蓝根、大青叶这些对于咽喉肿痛效果是不错的。另外，记住山豆根虽然是清热解毒药当中最强的，但是可以引起心律失常，不建议给孩子使用。

"蒲地蓝"为什么不能胡乱给孩子吃？

之前，国家药监局发布《关于修订追风透骨制剂和蒲地蓝消炎制剂处方药说明书的公告》，其中明确指出，蒲地蓝消炎制剂，孕妇和过敏体质儿童、脾胃虚寒者慎用。自此，"蒲地蓝"走下神坛。

为什么会这样呢？

我们来分析一下。先看看蒲地蓝消炎口服液的主要成分：蒲公英、板蓝根、苦地丁、黄芩。其主要功效：清热解毒，抗炎消肿，适用于疖肿、腮腺炎、咽炎、扁桃体炎等。

蒲公英、板蓝根、黄芩这些药都是具有清热、解毒作用的中药，其性味多苦寒，寒凉伤胃，如果疾病没有到需要使用这些药的程度，就会损伤孩子脾胃，损伤阳气。孩子的脾胃非常娇嫩，过于寒凉攻伐损伤脾胃，在一些疾病中使用可能会引起病情变化，所以不要在不对症的时候给孩子吃蒲地蓝消炎口服液。

有些人吃了蒲地蓝以后出现了腹痛、腹泻，那么是没有完全对证的结果。所以，父母如果想要自己给孩子服药，也一定要辨证施治，不要把它作为普通的抗病毒药物来使用，这是非常关键的。

孩子咳嗽，怎样针对症状用药？

孩子咳嗽真的是让很多家长非常头疼：感冒了咳嗽；感冒好了，又咳嗽了；吹了冷风，咳嗽了；吃得不合适，咳嗽了；咳嗽来了，不走了……这个咳嗽，可真愁人啊！

在我国金代时期有个叫刘河间的医家，把"咳"和"嗽"分别做了解释，他说："咳谓无痰而有声，肺气伤而不清也。嗽是无声而有痰，脾湿动而有痰也。咳嗽谓有痰而有声，盖因伤于肺气，动于脾湿，咳而为嗽也。"

到了明代，著名的医家张景岳在他的《景岳全书》中又将咳嗽分为了外感与内伤咳嗽，沿用至今。外感咳嗽多由感受风、寒、暑、湿、燥、火之邪气而来，内伤咳嗽多是内在脏腑功能失调所致。外感咳嗽和内伤咳嗽是可以相互转化的。

我们来了解一下，什么叫外感咳嗽，什么叫内伤咳嗽，以及各自应该怎么应对。

外感咳嗽

1. 风寒束肺

主要是干咳少痰，伴有流清鼻涕。这一类型对于孩子来说是比较少的，即使有变化也很快，最短的可能半小时到一小时就转化为风热感冒了，临床上可以选用风寒感冒颗粒、通宣理肺颗粒、杏苏止咳颗粒。

2. 风热闭肺

主要是干咳少痰，伴流黄稠涕，这一类型是孩子们最多见的，临床上药物也比较多，我比较推荐的是小儿肺热咳喘颗粒，还有五虎糖浆。

3. 风燥袭肺

这一类型主要是秋季多见，一般来说咳嗽痰黏不易咯出，咽干口燥，可以选用桑杏颗粒。

4. 暑湿犯肺

这一类型主要是在夏季多见，咳嗽的声音很重，痰黏难咯，疲倦乏力，不思饮食，等等，可选用香薷颗粒。

内伤咳嗽

1. 痰热壅肺

咳嗽时间比较长，咳痰黄稠，面赤唇红，这一类型可选用小儿肺热咳喘颗粒和小儿消积止咳口服液。

2. 痰湿阻肺

咳嗽时间较长，痰多，色白清稀，可以选用三子养亲茶。

3. 食积脾胃

咳嗽时间长，晨起为著，有痰少许，这一类型可单独选用小儿消积止咳口服液（该药为处方药）。

4. 肺阴虚

咳嗽时间长，夜间咳多，咽干唇燥，市面上可选用的成品药较少。

5. 肺脾气虚

咳嗽时间长，咳嗽时轻时重，日轻夜重，迟迟不能痊愈，可以选用玉屏风颗粒。

在大部分门诊中，咳嗽时间长的孩子是占多数的，一般都在1周以上，最长的有咳嗽2～3年的，所以大多属于内伤咳嗽。痰热兼肾气不足的孩子占了很大一部分，所以更应该注意日常保健！

如果孩子咳嗽小于4周，我们多考虑是感染导致的咳嗽。如果简单用药不缓解，且孩子咳嗽伴有喘息，一定要及时就诊；咳嗽有痰，需根据情况选用抗生素；如果孩子咳嗽如犬吠样，相对危重，建议及早就诊；鸡鸣样咳嗽，多考虑百日咳；刺激性干咳，无痰，要考虑支原体感染。

简单的咳嗽，如果自行用药就能缓解的话，可以暂不就诊，密切观察孩子情况变化即可。如果用药症状无明显改善，要及早就医，不要耽误孩子的病情。

痰热咳嗽、肺热咳嗽、风热咳嗽，有什么区别？

咳嗽在中医分型中也有很多种，很多家长在选择用药的时候，看到说明书，往往很难区别什么是痰热咳嗽、风热咳嗽、肺热咳嗽。接下来，我们就这三种情况给大家详细阐述加以区分。

痰热咳嗽

痰热咳嗽，比风热咳嗽的表现较重一些，属于内伤咳嗽，不伴有表证。咳嗽时气息粗促，或可闻及喉中的痰鸣音，痰多黏稠，痰黄，或者有热腥味，舌质是非常红的，苔也是黄腻的。这个也是需要根据一些实验室检查来明确病因的，需要医生来辨证用药。

这种情况下，一般可以选用小儿消积止咳口服液来治疗。

肺热咳嗽

肺热咳嗽是由于肺内郁热、肺气失宣出现以咳嗽为主的一种症候，免疫力低下的儿童和老人多见。

这种情况下，一般可以选用小儿肺热咳喘口服液来治疗。

从中医学范畴上讲，肺热咳嗽属于温病学。现代医学中的呼吸道感染、急慢性支气管炎发作等呼吸系统疾病都有可能出现这种病症。肺热咳嗽主要表现为反复咳嗽、咳黄痰，伴有口干、咽痛、便秘、尿赤、身热或喘息等症状，舌质红、苔薄黄或黄腻、少津、脉滑数或细数，这种情况也是不建议家长自行用药的。

风热咳嗽

风热咳嗽见于外感咳嗽中，也就是说咳嗽可能是受凉、风热等原因引起的。风热咳嗽的症状是咳嗽频繁，咳嗽气粗，咳痰不利，咳痰黏稠或为黄痰，伴有鼻流黄涕，口渴，身疼痛，苔薄黄等表证。

这种情况下，可以选用桑菊感冒颗粒或者四季抗病毒合剂治疗。

真希望孩子不生病

孩子持续咳嗽，引发支气管感染或肺炎，怎么办？

孩子咳嗽老不好，去医院检查，医生说孩子是支气管感染、是肺炎。家长一听到这个诊断，立马就慌了，内心又急切又焦虑，光听着这些病症的名字就感觉很严重啊，该怎么办呢？

如果孩子咳嗽时间太长，比如超过 4 周，甚至有的超过 2 个月，那么就要重视起来，考虑可能的疾病。

第一种情况可能是支气管炎。支气管炎是各种致病原引起的支气管黏膜感染，当然就包括了细菌、病毒、支原体等病原微生物的感染。而且，在孩子出现支气管炎时，大多数情况下先有上呼吸道感染症状，也就是感冒症状，之后仅出现咳嗽的表现，早期多为干咳，逐渐转变为有痰的咳嗽。所以我们在日常生活中，当孩子出现咳嗽症状时，大部分情况是支气管炎这个疾病。

当然，如果孩子为伴有喘息的支气管炎，就应当结合是否伴有湿疹及过敏病史，其父母是否患有过敏性疾病来考虑。如果有的话，可以预测孩子有发展为支气管哮喘的可能性。

其实，在西医的角度来说，当孩子出现支气管炎的症状时，治疗方式往往是有局限性的，因为大部分支气管炎（咳嗽）都是病毒感染，而病毒多为自限性疾病，也就是说大部分情况只要我们采取多饮水，保持呼吸道湿度的方法，都是能够自愈的。

但是采取不治疗的方法，往往会看到咳嗽影响孩子的睡眠及食欲，甚至影响生长发育，所以西医在这种情况下，对于痰黏稠的孩子给予化痰药物，或给予一定化痰、抗炎的雾化治疗来缓解咳嗽。这种情况下，我们不建议给予镇咳药物。因为孩子早期咳嗽的时候，也是排痰的过程，过早地使用镇咳药物，不利于痰液的排出。当然，如果咳嗽影响到睡眠的时候，是可以适当使用镇咳药物的，例如复方福尔可定、异丙嗪等非成瘾性的中枢镇咳药。对于儿童禁止使用成瘾性的中枢镇咳药，如含有罂粟壳的中成药，或者含可待因的西成药。

如果孩子的症状较严重，已经发展到肺炎的程度，则需要明确病因，要判断孩子是病毒性肺炎、细菌性肺炎还是支原体肺炎。需要进行一些实验室检查来进行确认，如血常规、C-反应蛋白、支原体检测或者胸片等，根据不同病原菌选择抗生素治疗，以及对症治疗。

中医对于咳嗽采取的是清热、健脾、止咳、化痰的治疗策略，通过中医的辨证论治，进行精准的治疗，效果当然就比较好了。当然采取中医治疗，也应先排除细菌、支原体等特殊病原微生物的感染。

真希望孩子不生病

嗓子疼、嗓子哑怎样缓解？

嗓子疼、嗓子哑，无论对于孩子还是我们自己，这两种症状都是非常常见的，也让我们很痛苦。感冒前期会遇见它，扁桃体发炎也会遇见它，而且一连就是好几天，怎么办呢？

之前给大家推荐过金银花和菊花煎煮后含漱的办法，是具有一定作用的。此外，再给大家推荐一款可以饮用的好物——银菊饮。银菊饮，老少皆宜（3岁以上人群）。

银菊饮特别适用于广大儿童，小儿为纯阳之体。《小儿药证直诀》上说："小儿纯阳，无烦益火。"《医学源流论》有言："小儿纯阳之体，最宜清凉。"诸多医家都强调过小儿热性疾病最为多见，乃因小儿"体属纯阳""阴不能以配阳"，体内阳气偏旺，心肝火热偏盛，从而决定了小儿肺系外感疾病最易感于风热、温热之邪，入秋常感燥热之邪。

而且小儿阳热体质的特性更决定了病邪侵入人体后根据体质情况而产生的"从化"现象，如小儿感受风、寒、湿等其他病邪，即使有相应邪气的表现，也为时短暂，多趋向"从热而化"，出现咽痛、声音嘶哑的症状。

对于成人而言，现在的许多人都嗜食辛辣刺激、油腻肥甘，或烧烤、煎炸类的食物，或者平时工作繁忙，精神压力过大，情志抑郁，经常熬夜等，也会出现咽痛、声音嘶哑。

银菊饮这个方子虽然简单，但作用很大，含有金银花、菊花、山药、枸杞子，四药配伍可以清热凉血利咽，兼具健脾扶正固本，气味清香微甜，具有清火、解毒、抗炎、增强免疫等作用。对于日常缓解咽痛、声音嘶哑是非常有效的。

真希望孩子不生病

缓解感冒的"神药"，如何使用最有效?

传说中的板蓝根，有那么神奇吗?

在我们的中药中，有一味药大家都非常熟悉，经常被奉为"神药"，它就是板蓝根。听到"板蓝根"这三个字，大家都是如雷贯耳。

那么，板蓝根真的有那么神奇吗? 什么时候可以使用板蓝根呢?

先说说板蓝根的功效：清热解毒，凉血利咽。其药理作用：水浸液对金黄色葡萄球菌、表皮葡萄球菌、枯草杆菌、八联球菌、大肠埃希菌、伤寒杆菌、甲型链球菌、肺炎双球菌、流感杆菌、脑膜炎双球菌等均有抑制作用。水煎剂有显著的抗人巨细胞病毒效应。水提物对甲、乙型流感病毒均有一定程度的抑制作用。

板蓝根颗粒的制备方法：板蓝根加水煎煮两次，去滓浓缩，然后加乙醇，静置沉淀取上清液，回收乙醇并浓缩至适量，加入适量的蔗糖和糊精即成。

从制备方法来看，板蓝根颗粒有明确的抑制甲型、乙型流感病毒的作用，所以有一定的预防作用，对于高危人群，可以每周口服 1 ~ 3 次，但应注意该药的性味苦寒，如长期口服，会损伤脾胃。

若确认已患流感，其治疗作用有限，还应积极选用其他药物治疗。在单纯西药治疗效果不佳的情况下，应考虑耐药变异病毒的可能，这种情况下，不妨试试对症的中药复方制剂，可以提高药物疗效。

总结：板蓝根颗粒预防流感，还是有理论根据的。但是，目前预防流感的最有效的方法仍然是疫苗的接种。

"桑菊感冒颗粒" 有那么神奇吗?

孩子感冒了，很多家长都会购买桑菊感冒颗粒，觉得这个药特别神奇。我们来聊聊，它到底适不适合孩子服用，以及到底神奇在哪里。

桑菊感冒颗粒的作用是疏风清热，宣肺止咳，用于风热感冒初起，头痛、咳嗽、口干、咽痛等症状。其主料为桑叶、菊花、连翘、薄荷、苦杏仁、桔梗、甘草、芦根，辅料为蔗糖、糊精。

该药是由辛凉解表方剂"桑菊饮"制成，出自《温病条辨》。此方中，桑叶、菊花甘凉轻清，疏散上焦风热，且桑叶善走肺络，清泻肺热。辅以薄荷助桑、菊疏散上焦之风热；杏仁、桔梗以宣肺止咳；连翘苦寒清热解毒，芦根甘寒清热生津止渴；甘草调和诸药，且有疏风清热、宣肺止咳作用。

为什么说它神奇呢？

首先，吴鞠通在《温病条辨》中说"太阴风温，但咳，身微热，桑菊饮主之"。就是说孩子刚开始有点感冒，轻微咳嗽，身体微微发热，或者不发热，那么这种轻微的风热感冒，就可以选用桑菊饮，而不是银翘散类的，也不是麻杏石甘汤类的。如果选用另外的感冒药，万一不对症，反而会使咳嗽加重。

其次，孩子风寒感冒往往也会很快转变为轻微的风热感冒，所以首推还是桑菊感冒颗粒。

总结：在孩子风热初期的时候，出现咳嗽或者风寒感冒入里化热之时，桑菊感冒颗粒都是可以使用的，这就是它的神奇之处。

真希望孩子不生病

氨酚黄那敏颗粒，一定要慎用

我曾经在自媒体平台中说过，不建议不经医生评估，就自己随便给孩子服用氨酚黄那敏颗粒。

氨酚黄那敏颗粒，是一个复方制剂，由对乙酰氨基酚、马来酸氯苯那敏、人工牛黄等组成。

对乙酰氨基酚是解热镇痛药，通过扩张外周血管、出汗而达到解热的作用。马来酸氯苯那敏属于H1受体拮抗剂，是一种一代的抗组胺药，主要适应证是用于治疗各种过敏和瘙痒性皮肤病。它还具有一定的抑制中枢的作用，并易通过血脑屏障，因此会出现服药后困倦的不良反应，导致嗜睡、乏力、困倦、头晕、注意力不集中等。对于从事高空危险作业或对工作有效率需求的职业，以及学生等，不建议白天服用。

通过对主要成分的分析，这个药的作用就比较明确了。而作为一个复方制剂，会加重孩子的肾脏负担，所以我不建议给6岁以下的孩子使用。

如果孩子的体温（腋温）在38.2 ℃以下，同时伴有卡他症状（包括咳嗽、流涕、打喷嚏、鼻塞等上呼吸道症状），以及咽红、咽痛的症状，是可以使用这个药的。这个药含有人工牛黄，其具有清热解毒、化痰定惊的功效。

小儿氨酚黄那敏呢，若与其他解热镇痛药同用，可增加肾毒性的危险。许多家长在用药时，觉得孩子体温依然很高，退热很慢，就会加用布洛芬、布洛芬混悬液等其他退热药。这样会出现几种退热药联合应用的情况，其实并不利于孩子退热，并且有害于孩子的身体健康。

因此我建议各位家长，不要随意给孩子吃氨酚黄那敏颗粒。如需使用，一定要在医生的指导下合理应用此药。

金银花和菊花，什么情况下用效果最好？

金银花和菊花都是清热解毒的常用药，很多人也会经常用来泡水喝，自制金银花茶和菊花茶。

那么，金银花和菊花有什么作用呢？我们平时应该怎样饮用效果最好？

金银花

金银花的味甘、性寒，归肺、心、胃经，具有清热解毒、疏散风热的功效。

金银花擅长清热凉血，治疗一切内外肿毒，而且气味清香，散邪透热，既能清心、胃郁热，又能解毒防暑。它是含有芳香挥发油的清热解毒类中药，并且具有一定的解表作用，所以在煎煮含有金银花类的花茶或者中草药时，煎煮的时间不能太长，时间长了就会挥发到空气中，这样就起不到作用了。

我们在煎煮金银花的时候，可以用蒸馏器把煎煮的水蒸气收集起来，这个就是金银花露了，它的特点是解表透热，并且有解暑的作用，而且口感好，儿童容易接受。

真希望孩子不生病

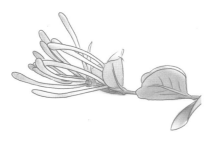
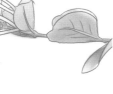
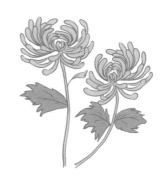

金银花　　　　　　　　　　　　　　　菊花

菊花

菊花性微寒，味甘、苦。归肺经、肝经。具有散风清热、平肝明目、利咽解毒的功效。

汉朝《神农本草经》记载："菊花久服能轻身延年。"现代药理研究显示，菊花具有广泛的生物活性，如抗炎、抗人类免疫缺陷病毒、抗氧化、保护心血管、抗癌、抗突变等。而菊花中所含的主要成分黄酮类和绿原酸，被认为是主要的活性成分

金银花和菊花都是特别好的清热解毒药，我推荐用金银花、菊花含漱用于扁桃体炎、咽痛的预防和改善症状。根据金银花、菊花的药性特点，其适用于外感风热导致的咽痛、头痛、眼睛红肿等症状。

第四章

小儿常见病，
怎样预防和护理？

本章内容

世间没有天生的扁桃体肿大

　　说起扁桃体发炎，很多家长都会深有感触，因为这确实是儿童时期非常常见的儿童呼吸系统疾病，而且容易反复发作。很多家长在门诊时会问："刘医生，为什么我的孩子又扁桃体发炎？""刘医生，为什么孩子嗓子一疼就发热？""刘医生，为什么我孩子的扁桃体总是红红的啊？"

　　扁桃体发炎，简直太令人难受啦。孩子嗓子疼、吃不下饭、发热，还容易反复发作。在本节，我们就来聊聊扁桃体，看看它到底为啥总爱"折磨"孩子。

扁桃体到底是什么？

　　扁桃体分为咽扁桃体、腭扁桃体、舌扁桃体，我们常说的扁桃体主要是指腭扁桃体。扁桃体是免疫器官，它可产生淋巴细胞和抗体，具有抗细菌和抗病毒的防御功能。扁桃体的免疫屏障功能对维持婴幼儿机体内环境稳定具有重要作用。尤其扁桃体在咽部，而咽部是饮食和呼吸的必经之路，经常受到各种病菌和异物侵扰。扁桃体的重要任务，就是对这一个特殊的区域进行保护。

　　简单来说，扁桃体属于淋巴组织，它能发挥抵御上呼吸道病毒和细菌的作用，承担咽喉位置的健康保卫功能。在孩子 9 月龄前，扁桃体一般看不到，一旦发育完全，扁桃体会在整个儿童期保持增大的状态，而在成年之后，扁桃体抵御疾病的功能会逐渐减弱，也会变小。

正因为咽部常常会接触到病菌，所以扁桃体就容易遭受侵袭而发炎。有些细菌平时是与我们共存的，比如溶血性链球菌、葡萄球菌和肺炎球菌等致病菌，它们就存在于人的咽部和扁桃体隐窝内。正常情况下，由于扁桃体表面上皮完整和黏液腺不断分泌，可以把这些细菌随同脱落的上皮细胞从隐窝口排出来，维护身体健康。

然而，当我们因为过度疲劳、熬夜、受凉等，抵抗力下降了，身体的防御功能就会减弱，扁桃体的分泌功能也会降低，它自然就会遭受细菌感染而发炎，表现为扁桃体炎。

扁桃体

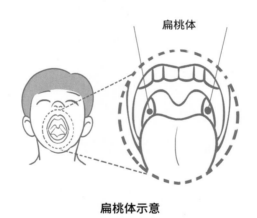

扁桃体示意

帮你区分急性和慢性扁桃体炎

急性（腭）扁桃体炎是指腭扁桃体的急性非特异性炎症，是上呼吸道感染的一种类型，多伴有程度不等的咽部黏膜和淋巴组织的急性炎症。

真希望孩子不生病

该病常在春秋两季及气温变化时容易发病，儿童 4 ～ 6 岁为扁桃体发育的最旺盛时期，容易发病。

当孩子出现急性扁桃体炎，一般会出现咽喉肿痛，扁桃体红肿、表面有黄白脓点这样的咽喉疾病，还可同时伴有畏寒、高热、头痛、食欲不振、全身不适、便秘等症状，孩子甚至有时可因高热而引起抽搐、呕吐及昏睡等，一般在经过用药治疗以后，症状会逐渐消失。

由于我们的孩子呼吸系统和免疫系统发育不完善，本就容易遭受病原菌的侵袭。当扁桃体再次受袭，我们的机体抵抗力下降，就会反复出现扁桃体炎，如果反复发炎的时间过长（3 个月及以上），就会转变为慢性扁桃体炎。

慢性扁桃体炎是儿童上呼吸道感染最常见的病之一，多由扁桃体急性炎症反复刺激或因隐窝口引流不畅而致，其内病毒、细菌大量聚集，进而逐渐发展为慢性炎症病变。临床主要表现为咽痛、扁桃体肿大、化脓、咽干、咽痒、口臭、异物感、刺激性咳嗽、发热等。当孩子的扁桃体过于肥大，则易出现呼吸不畅、睡时打鼾、言语共鸣或吞咽障碍，更有甚者可导致漏斗胸、鸡胸，严重的甚至导致肺源性心脏病。

此外，扁桃体窝又易储存病菌及分泌物，病菌、毒素可通过腺窝周围血管吸收而流经全身，影响机体各器官功能，尤其是心、肾、四肢关节，严重影响儿童的睡眠、学习及生活。

孩子出现扁桃体发炎时，还可能会因肠系膜淋巴结受累而出现腹痛及腹泻，属于中医的乳蛾。小孩子的扁桃体炎，多数都是实热证，外邪侵袭，邪毒积聚在喉部，正如《小儿卫生总论方·咽喉总论》所记载："小儿咽喉生病者，由风毒湿热搏于气血，随其经络虚处所著，则生其病，若发于咽喉者，或为喉痹，或为缠喉风，或为乳蛾。"

你可能从未意识到，小小的扁桃体，一旦反复发炎，就极有可能引起这么多问题吧？总之，当孩子出现扁桃体发炎，父母一定不要掉以轻心。

不是所有的扁桃体肿大都是扁桃体炎

在说如何帮孩子缓解扁桃体炎之前，我们先要了解一个知识点：扁桃体肿大不一定都是病理性的。

扁桃体肿大分为两种，一种是生理性的，也就是孩子在生长发育中，我们常见到的腺样体肥大。儿童生长发育期中腺样体可有生理性肥大，一般认为腺样体体积在 4～6 岁时增长最快，5～6 岁时最大，10 岁以后多数逐渐退化萎缩。而另一种扁桃体肿大是由扁桃体炎引起的。因为腺样体及腭扁桃体位于呼吸道的第一道防御部位，长期受各种炎性刺激，容易造成病理性增生肥大，可见于急慢性的扁桃体炎。

因此，不是所有的扁桃体肿大都是扁桃体炎引起的。这个问题是一个很有趣，甚至很多医生在临床上也很容易搞错的问题。

此外，扁桃体的大小和疾病的严重程度是没有关系的，而且当只有扁桃体肿大，没有其他任何发热、咽痛等症状时，并不一定有慢性的发炎，这就要靠专业的儿科或五官科医生来确诊了。

长期的扁桃体肿大，除了慢性扁桃体炎，还有可能是什么疾病引发的呢？

这个问题就更加有趣了。很多家长一定很好奇，怎么扁桃体肿大，还可以不是扁桃体炎呢？

首先，就如前面说的，扁桃体可以是生理性肥大，没有其他任何症状，也没有反复炎症的病史。

其次，还有非常容易被误诊的扁桃体角化症，它会让扁桃体的隐窝口上皮过度角化，出现白色尖形砂粒样物，触之坚硬，附着牢固，不易擦掉。还有一些疾病也是可以合并扁桃体肿大的，比如腺病毒肺炎，这个不是我们家长自己用药就可以解决的，此处不详述。

反复出现扁桃体炎，如何缓解和预防？

为什么扁桃体炎更容易"招惹"孩子呢？

这个问题的答案要从多方面考虑。

首先，这其实跟孩子扁桃体的结构特点有关系，扁桃体包括腭扁桃体和咽扁桃体，腭扁桃体从1岁末开始逐渐增大，4～10岁发育达高峰，14～15岁时逐渐退化，所以扁桃体炎容易找上年龄稍大的孩子，而在婴儿中比较少见。此外，扁桃体上有许多较深的小窝，病原体隐藏较深，极容易形成病灶。在细菌感染的情况下，如果没有使用适当的药物，就很容易导致隐藏的病原体再次"活跃起来"。

扁桃体肿大怎么办呢？

如果孩子出现了扁桃体炎，我们应该怎么办呢？

当孩子出现扁桃体肿大，关键要分清病因。如果孩子只是扁桃体偏大，没有出现其他任何症状，就属于生理性的肥大，不影响我们的日常生活，是不需要进行治疗的。

如果是急慢性扁桃体炎而导致的肿大，则要依据病因对症治疗。

1. 一般的缓解方法

卧床休息，进流质饮食及多饮水，加强营养及疏通大便，咽痛强烈或高热时，可口服解热镇痛药。

可以去医院查血常规及 C- 反应蛋白，如果提示细菌感染，予以抗生素治疗，可选阿莫西林、阿莫西林克拉维酸钾等。若治疗 2 ～ 3 天后病情无好转，及时到医院就诊。

2. 局部治疗方法

可使用复方氯己定含漱液、复方硼砂溶液等进行漱口。

3. 手术治疗

在急性期 2 周后，并符合以下条件时可考虑扁桃体手术摘除治疗：①在之前的 1 年内扁桃体炎发作 ≥ 7 次；②在之前的 2 年内每年扁桃体炎发作 ≥ 5 次；③在之前的 3 年内每年扁桃体炎发作 ≥ 3 次；④扁桃体炎曾引起咽旁间隙感染或扁桃体周围脓肿者；⑤扁桃体过度肥大，妨碍吞咽、呼吸或发声者，或引起阻塞性睡眠呼吸暂停、睡眠低通气综合征者；⑥伴有慢性扁桃体炎的急性肾炎、风湿性关节炎出现时等。

刘叔推荐疗法，给孩子用起来

（1）体温 ≤ 38 ℃，咽部充血，双侧扁桃体Ⅱ度肿大，大便不干。

1）小儿解感颗粒＋热炎宁合剂。

2）小儿解感颗粒＋小儿咽扁颗粒。

3）小儿解感颗粒＋蓝芩口服液。

4）小儿解感颗粒＋猴耳环消炎颗粒。

以上方案，小儿解感颗粒为首选，换为小儿柴桂退热口服液或颗粒也可以。

（2）体温≤38 ℃，咽部充血，双侧扁桃体Ⅱ度肿大，大便干，舌苔不厚，舌质红。

1）小儿解感颗粒＋芩翘口服液。

2）小儿解感颗粒＋蒲地蓝消炎口服液。

以上小儿解感颗粒为首选，均可换为小儿柴桂退热口服液或颗粒。

（3）体温≤38 ℃，咽部充血，双侧扁桃体Ⅱ度肿大，大便干，口臭，舌苔厚，舌质红。

1）小儿豉翘清热颗粒＋芩翘口服液。

2）小儿豉翘清热颗粒＋蒲地蓝消炎口服液。

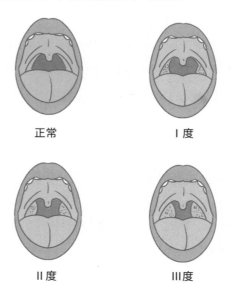

正常　　　　　　　　Ⅰ度

Ⅱ度　　　　　　　　Ⅲ度

扁桃体分度

真希望孩子不生病

以上仅为一些常用的组合，且每一种组合成分中基本没有重复药物，在一定程度上起到了中药汤剂的作用。以上的用药观点，仅供大家参考。

苦酒汤：简单有效地缓解孩子不适

这个方子来自李赛美教授。

清半夏 30 g（儿童改为法半夏 15 g），大家可以在中药房购得。

加水 400 mL，煮到约 200 mL 时，加入米醋 70 mL，同时加入 4 个鸡蛋清，混匀后煮沸 3 ～ 4 次，做好的药汁过滤后放在冰箱冷藏，每日含服 4 ～ 6 次，可长期使用一段时间，具有缩小扁桃体的作用。

李赛美教授是临床专家，在她的讲稿中可以看到这个简单的方子，疗效卓著，推荐给大家一试！

如何预防扁桃体发炎

如果孩子经常出现扁桃体炎，我们怎样帮助孩子做好日常护理呢？

（1）督促孩子保持良好的口腔卫生，饭后勤漱口，多含漱淡盐水。

（2）合理的营养膳食，适当的运动，避免孩子受凉和过度劳累，都是我们日常轻而易举就可以做到的，但也经常被我们忽略。

（3）督促孩子多喝水。适量地饮水可以保持咽喉部一定的湿润度，多饮水还可以促进体内毒素排出，对于预防疾病也具有一定的作用。

（4）如果孩子已经出现了扁桃体炎，可以让孩子多进食流质、清淡食物，多食新鲜水果、蔬菜，禁食油腻、辛辣、刺激性食物，加强营养，以提高孩子的机体抗病能力。

（5）体温护理。密切监测孩子的体温变化，发现孩子体温过高时，先用凉巾或冰袋敷头颈部，帮助孩子进行物理降温。若物理降温无效，需及时就医，或采取必要的退热药物对患儿进行治疗，以免其发生惊厥。

（6）多进行户外活动，多进行运动锻炼，以增强体质，预防疾病反复发作。

就医原则

若孩子腋下温度大于等于 38.2 ℃，或伴有明显不适时，应及时口服退热药后到医院就诊。

若为细菌感染应酌情加用抗生素治疗，以免贻误病情，在使用药物过程中，儿童体温正常 72 小时后方可停药，切勿随意突然停药，以免病情反复。

刘叔预防妙招：银菊饮泡水漱口

这个方子我常常推荐给各位父母，用于预防和治疗孩子的扁桃体炎，大家反馈的效果也非常好。

银菊饮是用 3 g 金银花加 3 g 菊花，煎水后含漱（注意：含漱，不是吞下）。

如果不方便煎水，可以每天用保温杯装上，装上以后加沸水，泡上半小时以后，把金银花和菊花过滤掉，之后，用过滤后的水含漱。

含漱时要注意，吃完东西立即含漱，每日 4～6 次，每周 2～3 次，也可以想起来就含漱。

真希望孩子不生病

很多家长问我能不能喝，我的回答是可以喝，但是金银花和菊花都性寒凉，喝得太多会影响孩子的脾胃，在扁桃体急性发炎时，可以同时极少量地饮用，其他情况下不建议吞服，仅仅含漱即可。

这个简单的含漱法，可以很好地预防及治疗各类扁桃体疾病。

反复荨麻疹怎样护理?

这两年和家长们交流的时候，我发现一个问题，那就是得荨麻疹的孩子变多了起来。这说起来也的确是个令人头痛的问题，您别看这疹子不大点，要是不重视它，就会反复发作。

什么叫荨麻疹呢？中医管它叫瘾疹，是一种皮肤出现时隐时现的红色或苍白风团的瘙痒性、过敏性皮肤病。本病以皮肤上出现瘙痒性风团，且发无定处，骤起骤退，消退后不留任何痕迹为临床特征。一年四季均可发病，老幼均可能患病，有 15%～20% 的人一生中患过此病。

中医对此早就有研究。您看，《诸病源候论》有云："小儿因汗，解脱衣裳，风入腠理，与气血相搏，结聚起相连，成瘾疹。风气止在腠理，浮浅，其势微，故不肿不痛，但成瘾疹瘙痒耳。"

反复荨麻疹怎么办呢？

反复荨麻疹也称为慢性荨麻疹，是由于皮肤、黏膜小血管扩张及渗透性增加出现的一种局限性水肿反应。临床上表现为大小不等的风团伴瘙痒，约 20% 的患者伴有血管性水肿。慢性荨麻疹是指风团每天发作或间歇发作，持续时间一般超过 6 周。

那么到底是什么导致荨麻疹的反复发作呢？目前病因不明确。可能

真希望孩子不生病

与过敏、炎症、免疫功能等有关系。

如果孩子反复出现荨麻疹，家长可以按照以下方式应对。

（1）带孩子去检查过敏原，这非常有必要。检查出过敏原之后，要严格地规避相应的过敏物。

（2）查血清总 IgE 及幽门螺杆菌等。幽门螺杆菌感染发生后，可在人体促进炎症介质释放、影响机体免疫功能以及 IgE 抗体诱导机制，从而间接导致慢性荨麻疹的发生。

荨麻疹其实在中医看来并没有那么神秘，它的总体病因多是禀赋不足，也可因卫外不固，风寒、风热之邪入侵肌表；或者是因为肠胃湿热郁于肌肤；或因气血不足；或因情志内伤，冲任不调，肝肾不足，而致风邪搏结于肌肤而发病。

那么，是不是由以上病因引起的疹子就都是荨麻疹（瘾疹）呢？

并不是的。瘾疹虽然全身症状比较明显，但是和其他疹类疾病比起来，也算是比较有"特色"的。

首先，如果是瘾疹，皮肤上会突然出现风团，色白或红色或正常肤色。然后，风团大小不等，形态不一，可能局部出现，也有可能泛发全身。最后，风团要么稀疏散在，要么密集成片，发无定时，但以傍晚为多。风团大多成批出现，但持续时间长短不一，一般不超过 24 小时，消退后不留任何痕迹，部分患者可一天反复发作多次。

还有一个简单的判断方法，就是皮肤划痕试验。其实，瘾疹在临床上有 11 个病因分型，但是大部分的瘾疹，皮肤划痕试验都是阳性的。

也就是说，患者用棉签棍子在身上完好的皮肤处，稍微用力，画一个十字，3 分钟后，看皮肤表面是否会出现凸起的痕迹。如果出现了凸起的痕迹，那说明孩子有可能已经患有瘾疹，而无其他反应则代表没有问题。

孩子反复荨麻疹，如何辅助治疗？

首选第二代抗组胺药（如：西替利嗪滴剂、氯雷他定糖浆、依巴斯汀等），治疗有效后逐渐减少剂量，以达到有效控制风团发作，以最小剂量维持治疗。慢性荨麻疹疗程一般不少于 1 个月，必要时可延长至 3～6 个月，或更长时间。如果说孩子同时伴有腹痛，可以加上 H2 受体阻滞剂治疗，如西咪替丁。

在第二代抗组胺药应用的基础上，联合中药治疗，主要选用含有黄芪类的制剂，如符合肺脾两虚证，可服用玉屏风颗粒。肺气虚的临床表现我给大家总结了四个字——"自汗、易感"，就是稍微一动就出汗，风一吹就生病。脾气虚我也给大家把临床表现总结了四个字——"食少、便溏"，就是吃得少，大便稀或者不成形。

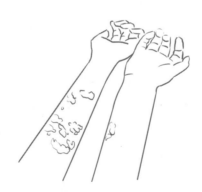

荨麻疹

真希望孩子不生病

孩子如果反复荨麻疹，日常护理应该注意什么？

1. 饮食

多食用富含维生素、纤维素的食物与水果，以清淡饮食为佳，减少羊肉、咖啡及饮料等刺激性食品的摄入，少食多餐，忌易过敏的食物，如鱼虾等。

2. 环境

营造舒适、安静、干净的环境，多通风，室内温度与湿度适宜，避免养宠物，避免接触刺激性气味。

3. 远离过敏原

避免抓挠，穿着宽松与柔软的衣物，及时更换衣物与床单，减少感染。

如果是因为过敏导致的，那寻找过敏原是关键。不过，目前过敏原检测技术有限，最好的办法是帮助孩子养成做日常记录的习惯：记录每天的食物、药物、接触过的物质，以及周围的环境变化。一旦发生瘾疹，就可以根据记录，查找可能的过敏原。如果两次接触同一种物质后都有发病，则高度怀疑孩子对该物质过敏，让孩子避免再次接触，可减少复发。

如何应对宝宝黄疸?

什么是新生儿黄疸?

不少的父母发现这样一个现象:宝宝出生后不久,皮肤会变得黄黄的,看上去没有精神,而且这时候宝宝的状态也不是很好,会长时间地哭闹,不想吃奶,往往要在一段时间以后情况才会缓解。这就是新生儿的黄疸。

那么宝宝为什么会有黄疸?

出现这种情况是因为宝宝在出生以后,身体的器官发育还不是很成熟,尤其是肝脏的功能还不完善,对于体内的一些物质,不能很好地排出来。大部分的情况下,宝宝都会出现这种生理上的黄疸,一般在出生三天以后,皮肤开始变黄,在一星期之后会逐渐地消退,这样的黄疸属于生理性的,父母不必因此担忧。

但是,也有一部分宝宝属于病理性的黄疸。

如何区分生理性黄疸和病理性黄疸呢?

生理性黄疸和病理性黄疸其实是非常容易鉴别的,我给大家总结了几点。

第一,从黄疸出现时间和消退时间来看,如果黄疸出现在出生后 24 小时内,就是病理性黄疸。如果足月儿(孕 37 ～ 42 周,其中包含 37 周,

真希望孩子不生病

不包含 42 周）超过两周未消退，或者早产儿（孕小于 37 周，不包括 37 周）超过四周未消退，均考虑为病理性黄疸。反之则为生理性黄疸。

第二，从黄疸的数值来看，我们通常用的皮胆仪只是一个大概的数值，有些孩子肤色黑，常常会影响结果，如果要准确的数值，需要抽血化验肝功能。肝功能的单位为 μmol/L，需要换算为 mg/dL，1 mg/dL = 17.1 μmol/L。

第三，新生儿刚出生总胆红素 ≥ 3 mg/dL，出生后 24 小时总胆红素 ≥ 6 mg/dL，出生后 48 小时总胆红素 ≥ 9 mg/dL，均为病理性黄疸。足月儿出生后总胆红素只要 ≥ 12.9 mg/dL，早产儿出生后总胆红素只要 ≥ 15 mg/dL，均为病理性黄疸。无论是足月儿还是早产儿，只要间接胆红素 ≥ 2 mg/dL，均为病理性黄疸。

第四，从每日黄疸的进展速度来看，每日总胆红素上升 > 5 mg/dL 或者每小时升高 > 0.5 mg/dL，均为病理性黄疸。

新生儿黄疸都有哪些缓解的方式呢？

1. 光疗

光疗就是指通过光线照射新生儿皮肤，分解皮肤胆红素的一种治疗方法。日光，也就是太阳光也是有一定作用的，所以我们也鼓励有黄疸的宝宝多晒太阳。

这里需要指出我们中国传统的一些陋习，比如"不见阳光的坐月子"，孩子和母亲一起坐月子，不让孩子见阳光，一个月过去了，一拉窗帘，孩子都成了"金娃娃"。

通过分析光谱，人们发现，蓝光的波长是最适合分解皮肤胆红素的，所以现在对于病理性黄疸，医院都采用蓝光照射治疗。目前用得最多的蓝光治疗箱，是在保护孩子眼睛和生殖器的情况下，充分地暴露宝宝的皮肤，一般每照射 4～8 小时测一次皮胆指数，当皮胆指数降至正常后停止蓝光照射，6～12 小时后再次测皮胆指数，根据情况再次进行蓝光照射治疗，但需注意的是蓝光照射的总时长相加不能超过 72 小时。

2. 换血

如果宝宝出现溶血，最常见的就是 ABO 溶血，一般母亲为 O 型血，宝宝为 A 型或者 B 型血，导致严重高胆红素血症，要进行换血治疗，也就是通过将患儿体内的血液进行替换，排除致病红细胞以及免疫抗体，使患儿体内的溶血情况停止。换血的方式可以降低胆红素含量，避免出现核黄疸（也叫胆红素脑病，指因胆红素升高而造成的神经系统损害），改善因溶血而导致的贫血，防止宝宝出现缺氧及心功能不全的症状。

3. 药物

简单介绍一些治疗新生儿黄疸的常用药物吧。

茵栀黄注射液曾经被用于治疗新生儿黄疸，但从 2009 年开始，已经禁止使用了。

此外，茵栀黄口服液或者颗粒，虽然其组成为茵陈、栀子及黄芩，把古方中的大黄换成了黄芩，但还是偏于寒凉，必须在新生儿科医生或者懂新生儿的中医儿科医生指导下才能使用，不建议自行购药服用。

肝酶诱导剂如苯巴比妥、尼可刹米，均需由新生儿科医生开具才能使用。目前可以使用的枯草杆菌、肠球菌二联活菌颗粒为肠道有益菌，具有促进胎粪排出，促进肠肝循环的作用，被广泛使用。

真希望孩子不生病

日常护理

（1）出生后7天内尤其是3天内黄疸监测尤为重要。

（2）＞7天的新生儿，在黄疸监测过程中，需注意有无尿色加深和／或大便颜色变浅。

（3）黄疸消退延迟的最常见原因是母乳性黄疸，可见于约30%的母乳喂养充足的新生儿。超过4周尚未消退黄疸，在排除其他原因的基础上（临床中肺炎也常常以新生儿黄疸为唯一临床表现），才能考虑为母乳性黄疸，母乳性黄疸为自限性，黄疸可延迟到出生后8～12周消退，一般不建议中止母乳喂养。

4. 就医原则

新生儿黄疸的就医原则其实非常简单，只要考虑为病理性黄疸就需要就医，包括黄疸消退后复现，或者减轻后再次加重，须及时到新生儿科就诊。

幼儿急疹

在日常门诊中，经常会遇到这样的情况。家长说："医生，我家宝宝吃药一点儿用也没有，还是持续高热，你快给孩子打针吧！"

打完针，第二天，家长又急匆匆地来问："医生医生，我娃出了一身疹子，是不是你给打的针过敏了？"

医生问道："热退了没？"家长回答："退了。"医生笑笑说："那这就好了，是幼儿急疹。"

什么是幼儿急疹

幼儿急疹，又称婴儿玫瑰疹，是婴幼儿最常见的急性出疹性传染病，它的传播途径主要是经感染人类疱疹病毒者的唾液传染给易感婴幼儿的。大部分发病在 3 岁以内，半岁到 1 岁半为发病的高峰年龄段。一年四季均可发病，但春季和秋季为高发季节。

幼儿急疹都有哪些症状呢？

幼儿急疹和其他疾病相比有自己的特点，常突然高热，最高可达 40 ℃，持续 3 ～ 5 天，可伴有食欲减退、轻咳，可有轻度的咽部充血及扁桃体充血。典型的病例在发热 3 ～ 5 天后体温骤降，少数在一天到一天半缓慢退热，在热退同时或稍后出现皮疹，皮疹一般持续 1 ～ 2 天就会自动

真希望孩子不生病

消退。 幼儿急疹无特殊治疗，多为对症处理，高热时应口服退热药，多饮水。其主要特点总结一下就是四个字——热退疹出！

关于幼儿急诊自己的经验：我的女儿是在 2 岁的时候出现了持续的高热，但是无论怎么发热，孩子的精神状态都非常好，尽管口服布洛芬体温也不能降至正常，总是从 39 ℃降到 37.6 ℃就不再下降了，整整烧了5 天。

家里人一直催我给孩子打针，但是我带她到医院查了血常规，仅显示病毒感染。孩子能吃能睡，也能玩儿，精神状态非常好，在第 5 天的时候才全身出疹。出了疹子，烧也就退了。所以，观察孩子的精神状态是非常重要的。

当然大家和我不一样，在没有医学背景的情况下，孩子出现持续的发热，还是需要及时到医院由医生给出诊断哟！

小儿急性喉炎

小儿急性喉炎也是孩子最常见的问题之一。

急性喉炎全称急性感染性喉炎，也叫急性声门区喉黏膜急性炎症，常累及声门下区黏膜及黏膜下组织。孩子如果发生急性喉炎，因为喉腔较小，喉部黏膜下组织松弛，淋巴组织及腺体组织丰富，所以极易产生水肿并阻塞喉腔。又因小儿咳嗽功能不强，不易排出喉部及下呼吸道分泌物，更使呼吸困难加重。因此，小儿急性喉炎的病情常比成人严重，若不及时诊治，可危及生命。所以，我们儿科极其重视这种疾病。

我们如何及时发现孩子得了喉炎呢？

宝宝喉炎的典型症状

小儿急性喉炎，最典型的症状就是"空空"样的咳嗽，像小狗叫，并可听到喉鸣声。

其他症状：孩子得了急性喉炎时会有不同程度的发热，但高热少见，大多数为轻中度发热；由于喉阻塞与缺氧，患儿常伴烦躁不安、拒绝饮食；体检可见面色青紫、三凹症（吸气时锁骨上窝、胸骨上窝及上腹部显著凹陷），病情尤以夜晚为重；直接喉腔检查可见喉部黏膜充血、肿胀。

发现孩子得了喉炎，家长怎么做？

孩子一旦得了急性喉炎，非常容易发生呼吸困难。唯一的选择是及时送医院治疗，绝对不要因为觉得病儿发热温度不高而延误。特别要记住的是：不能随便服用镇咳药，因为有些镇咳药（如含吗啡成分的镇咳药）表面上让孩子咳嗽减少，事实上有可能引起孩子排痰困难，从而加重呼吸道阻塞，增加窒息的可能，耽误抢救的机会。

孩子得了喉炎，有哪些常规的护理和治疗方式呢？

（1）一旦孩子出现急性喉炎，要及时使用足量的抗生素来进行治疗。抗生素类药物可以控制感染症状，结合患儿实际病情，还可以给予孩子化痰、解痉、给氧治疗等。此外，医生还会用糖皮质激素进行干预，可以促使孩子喉部水肿迅速消退，避免孩子出现喉梗阻，也有利于孩子恢复。

（2）还可以采取雾化治疗，帮助孩子缓解症状。在常规的基础性治疗上，将 0.5 mg 的布地奈德与 2 mL 生理盐水混合液超声雾化吸入，连续治疗一周。

激素治疗也是以雾化吸入为主，目前普通的雾化吸入，常见的有两种，一种叫压缩泵雾化，一种叫超声雾化。

压缩泵雾化一般 PM（微粒值）< 3 μm，是能够吸到气管气道里面的。所以，当孩子出现喘息性支气管炎、支气管炎以及肺炎的时候，我们应用的就是这种压缩泵雾化。

当孩子出现了急性感染性肺炎，引起喉部发炎，是在环状软骨以上、声门以下这个位置出现了感染，属于上呼吸道感染，需要大微粒的药来进行作用。这种情况下，需要超声雾化。超声雾化打出来的颗粒是比较大的，到不了气管和肺里。这种情况下就需要微粒大于 5 微米，就是 PM > 5 μm，甚至 PM > 10 μm 作用于喉部。当然，如果是急性喉气管支气管炎，那么就需要超声雾化结合压缩泵雾化来联合应用。

日常护理

孩子得了急性喉炎，家长还是要非常重视的，除了及时就医之外，在日常生活中也要进行细致的护理，帮助孩子顺利地度过这段难熬的时期。

（1）饮食要注意选择易消化、营养丰富的食物，以半流质及流质食物为主。

（2）保持呼吸道通畅，安静休息，减少哭闹，减少耗氧量，定时开窗通风，避免着凉。

（3）少带孩子到人多、空气浑浊的场所；每天适量户外活动，多晒太阳，教孩子保持口腔卫生，养成早晚刷牙、饭后漱口的好习惯。之前说到的银菊饮含漱也是很好的预防措施。

真希望孩子不生病

急性腹痛

对于小儿腹痛，家长们肯定不陌生，小儿身体器官发育未完全，机体各项功能较差，免疫力低下，容易出现肠胃疾病，就会出现急性腹痛。当遇到小儿腹痛时，我们如何处理呢？

我们先看看，哪些问题可能会引起孩子急性腹痛。

哪些疾病可能出现急性腹痛

可能会引起孩子急性腹痛的具体疾病	
内科类型	急性胃肠炎、急性菌痢、过敏性紫癜、肠系膜淋巴结肿大等
外科类型	急性阑尾炎、急性胰腺炎、肠扭转、肠套叠等
功能类型	寄生虫、排便不畅、肠易激综合征、药物不良反应等

轻型的腹痛我们该如何处理？

（1）腹痛伴有腹胀，长时间未解大便，考虑排便不畅，可通过热敷、按摩缓解疼痛，予以开塞露灌肠帮助排便，若未缓解及时就医。

（2）腹痛伴有呕吐，腹部紧张、鼓胀，面色潮红，多考虑肠痉挛，予以开塞露灌肠治疗，若未缓解及时就医。

（3）腹痛，为脐周疼痛，伴有食欲不振、便秘、腹泻等，多考虑寄生虫，就医治疗。

（4）腹痛伴有呕吐、腹泻，大便呈蛋花样、水样便，多考虑轮状病毒性肠炎，就医治疗。

就医原则

小儿出现急性腹痛，注意观察小儿状态，出现以下情况时，务必及时就医。

（1）小儿腹痛，长时间哭闹不停。

（2）小儿腹痛，伴有发热。

（3）小儿腹痛剧烈，伴有腹壁紧张，拒绝触碰。

（4）小儿腹痛拒绝进食，伴有呕吐、腹泻、便血。

（5）小儿腹痛，腹胀，长时间未排气排便。

（6）小儿右下腹疼痛明显，按压疼痛，放手瞬间疼痛加重。

（7）小儿腹痛伴有肠型。

（8）小儿腹痛伴有皮肤紫癜。

小儿腹痛是儿科的高发症状之一，临床中发展快、变化多，在自己判断不明确或自行服药处理后症状无缓解或加重时，都应及时去医院就医。

真希望孩子不生病

刘叔推荐中药疗法

除了就医以外，父母在家里也可以对孩子进行适当的呵护，帮助孩子缓解不适，早日康复。

（1）乳食积滞：一般会有饮食不节的病史，比如暴饮暴食等，腹痛难忍，疼痛拒绝按压，自行大便或给予开塞露解大便后疼痛明显缓解。

也可以在家中备一些常用中成药，及时为孩子调理。

选药：大山楂丸，每次 3 g，每日 3 次口服。

（2）脾胃虚寒：经常反复腹痛，饮热水、用手按压或灌暖水瓶按压后疼痛明显缓解。

选药：附子理中丸，3～7 岁每次 2 g，每日 2 次口服；大于 7 岁每次 3 g，每日 3 次口服。

（3）气滞血瘀：有外伤或手术史，疼痛部位固定，有明显的针刺感，疼痛拒绝按压。

选药：元胡止痛片，3～7 岁每次 2 片，每日 2 次口服；大于 7 岁每次 3 片，每日 3 次口服。

（4）气滞腹痛：疼痛部位不固定，多为胀痛。

选药：越鞠丸，3～7 岁每次 2 g，大于 7 岁每次 3 g，每日 2 次口服。

婴儿肠绞痛

当宝宝突然出现大声哭叫的表现，可持续几分钟、十几分钟甚至几小时，一阵一阵发作；腹部鼓胀且紧绷，双腿向上蜷起，双手握紧，最终出现排气，或者哭累了时停止哭闹。在这种情况下，我们就要考虑婴儿肠绞痛了。这主要是由于婴幼儿肠壁平滑肌痉挛或肠胀气等引发的疼痛，属于小儿急性腹痛中较为常见的类型。

那么，哪些原因会引起婴儿肠绞痛呢？

肠绞痛的病因目前尚不明确，学术上也没有确切统一的说法。主流观点认为是由多种因素共同作用的结果，主要包括胃肠道、生物学和心理学等方面原因，比如以下几个原因。

（1）胃肠动力异常：可能与婴儿肠道神经功能失调有关，胃肠运动增加导致肠道痉挛。

（2）肠道菌群失调。

（3）乳糖不耐受：小肠乳糖酶缺乏，乳糖分解不完全，在乳酸杆菌及双歧杆菌作用下产生乳酸及气体，导致肠胀气。

（4）自主神经系统失调。

（5）环境因素：如母亲焦虑、烦躁的情绪等。

当宝宝出现肠绞痛时我们如何处理呢？

（1）喂养方式的调整：避免过度喂养和喂养不足、使用正确的喂养姿势。

真希望孩子不生病

在喂奶的同时，可以顺时针抚摸婴儿的肚子，有助于肠道的气体排出。对于奶粉喂养的宝宝，要选择适合的奶嘴类型和口径，喂后适当拍嗝、腹部按摩、腹部暖水袋温敷。

如果宝宝是母乳喂养的，母亲可在一定时间内尝试减少对奶制品的摄入或选择低致敏性饮食（如避免摄入奶、蛋、坚果、小麦等）。如果母亲有对一些食物过敏的，改变母亲的饮食可能会明显改善婴儿哭闹或烦躁的症状。此外，宝宝如果是奶粉喂养，有乳蛋白过敏症状的，则需要改变宝宝的饮食，选用合适的奶粉。

（2）包裹：用被子模仿子宫环境包裹婴儿，使婴儿逐渐安静下来。

（3）飞机抱：让宝宝趴在你的手臂上，另一只手护着他的背部，做飞机爬升或者降落的模拟动作。这里需要注意的是，动作要稳，安全第一，而且最好在宝宝吃奶半小时以后再进行，否则容易引起吐奶。

（4）将婴儿放在摇篮里，轻摇，或者用婴儿车溜圈。

（5）适当补充益生菌：乳杆菌、枯草杆菌、双歧杆菌等。

（6）使用以上措施后婴儿症状依然没有改善，则可以选择试用西甲硅油。西甲硅油需要口服，1 mL/ 次，3 ～ 4 次 / 天。

刘叔推荐疗法

我们在家如何缓解宝宝的不适症状呢？

（1）四磨汤口服液，婴儿每日口服 10 mL，每次 3.3 mL，共 3 次服完。

（2）芍药、甘草等量，按 1 g/kg 体重用药，水煎，早晚分服。

（3）右拇指对患儿拇指桡侧，由指尖到指根，推 300 次。

（4）拿肚角。脐下 2 寸（石门）旁开 2 寸大筋。患儿仰卧，用拇、食、中三指拿法，就是捏住皮肤，往起提，称"拿肚角"；或用中指端按，就是往里按压，称"按肚角"。

按拿肚角是止腹痛的要法，对各种原因引起的腹痛均可应用，特别是对寒痛、伤食痛效果更好。本法刺激性较强，一般拿 3 ～ 5 次即可，不可重复太多次。

就医原则

肠绞痛是小儿急性腹痛的一种，常常须先排除其他疾病导致腹痛，才可确诊为肠绞痛，如出现以下情况及时就诊。

（1）婴儿长时间哭闹，经喂奶、包裹、揉肚子等措施后未缓解。

（2）婴儿不吃奶，伴有呕吐、腹泻等。

（3）婴儿喝奶后吐奶，伴有皮疹、腹泻、排便困难等。

（4）婴儿伴有发热。

真希望孩子不生病

孩子呕吐怎么办？

在我的门诊中经常会遇到以呕吐为主要症状的小患者，但是在没有到医院以前，家长的处理方法有很多是错误的，尽管我在门诊中反复提醒，但还是有家长照样"犯错"。在此，我简单总结一下这些误区。

误区一：孩子只要喊饿，就给孩子吃东西。

这是一个非常错误的处理方法。我们经常会遇到这样的情况，刚出诊室一会儿家长就又抱着孩子回来了，"娃又吐了，快给看一下"，这原因往往是家长又给孩子吃了东西。我叮嘱家长，孩子吐了以后在4～6小时尽量不要给孩子吃东西，因为胃肠功能的恢复需要一定的时间，家长又往往是因为爱孩子而没有遵照医嘱。我们在医学上把这种处理方法叫"禁食不禁水"，就是说，在4～6小时不要给孩子吃东西，但是可以喝水。

误区二：医生让查一下血常规，经常遭到家长拒绝。

其实，很多疾病的首发症状就是呕吐，血常规是最简单的区分感染和非感染疾病的方法。尤其是对于呕吐后很快出现发热的孩子来说，血常规的检查就更加重要了。

误区三：孩子在呕吐后，出现腹泻的症状，不及时到医院做粪便检查。

对于很多感染性肠炎，粪便就能反映很多情况，比如轮状病毒性肠炎、诺如病毒性肠炎及大肠杆菌肠炎等，有了相应的检查结果，我们也就能够正确地对待及治疗疾病了。

以上是我们家长中最常见的误区。我们也应当意识到，呕吐是很多疾病的首发症状，可以是胃肠道疾病，也可以是神经系统疾病、泌尿系统疾病等，对于这个小小的症状，应引起我们家长的足够重视，及时就医，以免贻误病情。

日常护理

（1）注意保持清淡饮食，控制食量，避免进食过快、过多，引起呕吐。

（2）喂孩子吃饭时，避免勺子进入口腔太深，刺激喉咙，引起呕吐。

（3）注意保暖。受热、受凉均易导致呕吐。

（4）当孩子出现呕吐，在睡觉时应将孩子的头偏向一侧，以防呕吐物吸入呼吸道。

（5）当孩子呕吐后，4～6小时内尽量少让孩子吃东西，甚至可以不给孩子吃东西，因为孩子的胃肠功能的恢复需要一定的时间，进食会增加孩子肠胃的负担，适当饮水即可。

就医原则

（1）呕吐后伴有腹痛，应及时就医，排除外科相关疾病。

（2）孩子呕吐后又出现腹泻，应及时就医，排除轮状病毒及诺如病毒感染。

（3）服药后，呕吐仍然不能缓解，并出现发热、精神差或呕吐呈喷射性，应及时就医，排除中枢系统感染或者受损。

真希望孩子不生病

孩子便血都有哪些问题？

孩子大便出血，这一定是一个让家长紧张的问题，虽然大部分都是因为便秘导致的肛裂引起的，但是也有很多复杂的原因不容忽视，家长也一定要了解，以免耽误病情。

我们先来了解一下什么是小儿便血。

小儿便血是指孩子排出的大便中带血的现象。便血是许多疾病都可能出现的症状，整个消化道出血，都可表现出便血。消化道分为上消化道及下消化道。上消化道出血，多伴有呕血，表现为柏油样大便；下消化道出血，便血呈鲜红或暗红，量不等。长期便血、反复便血可引起小儿贫血及营养不良。

那么会有哪些疾病会导致便血呢？

（1）肛裂：是小儿便血最常见原因之一，多发于便秘，出血多在大便表面，或者可在尿不湿上看到血丝，肛周皮肤可看到裂纹。

治疗关键在于止痛、促进溃疡的愈合，对于急性肛裂患儿可通过保守治疗，如调整饮食、大便软化剂、温水坐浴及外涂红霉素眼膏等来治疗。

（2）肠套叠：肠套叠是肠段进入相邻肠管的内陷，可表现为阵发性腹痛、果酱样血便、腹部腊肠样包块（见肠套叠板块），出现类似症状，应立即就医。

（3）肠息肉：儿童多见，直肠息肉引起的便血为间歇性出血，量较少，不伴有腹痛，色鲜红，不与粪便相混；位于结肠近端的息肉便血可呈现暗红色，与粪便相混。就医可做肠镜来确定并摘除。

（4）肠炎：细菌、病毒及寄生虫等引起，表现为便血量比较少，大便带有血丝，可随着过敏及肠炎的好转而逐渐消失。

（5）上消化道出血：包括胃、十二指肠的炎症、溃疡出血，多伴有呕血，大便呈柏油样。

（6）Meckel 憩室：胚胎发育中，闭塞和吸收过程中发生障碍，导致卵黄管肠端未闭合而形成。表现为无痛性血便，颜色暗红，严重者可伴有不同程度失血性贫血。

（7）肠扭转：可在肠旋转不良、肠道或肠系膜肿物、肠粘连等基础上发病，多伴有腹痛、呕吐、腹胀等。

（8）过敏性紫癜：自身免疫导致的血管炎，可出现便血伴有明显腹痛，表现为大便潜血阳性、大量鲜红色血便或黑便。

（9）其他全身性疾病：如维生素 K 缺乏、血友病、再生障碍性贫血等导致的凝血功能障碍，也可表现为消化道出血。

就医原则

小儿便血出血量较多、较急，伴有呕血、呕吐、腹痛、发热等情况，及时到医院就诊，以免耽误病情。

真希望孩子不生病

疱疹性咽峡炎怎么办？

每年的 4 ～ 6 月和 9 ～ 10 月都是疱疹性咽峡炎高发的季节，此时又逢开学季，这让很多妈妈都焦虑不已，还敢不敢送孩子去幼儿园了？感染疱疹可怎么办呀？其实对于疱疹性咽峡炎这个病，家长大可不必这么恐慌，这个属于自限性疾病，一般也不会出现太严重的后果。我们这里就结合中华医学会儿科学分会感染学组和国家感染性疾病医疗质量控制中心发布的《疱疹性咽峡炎诊断及治疗专家共识（2019 年版）》跟大家说说这个病。

什么是疱疹性咽峡炎？

疱疹性咽峡炎是由肠道病毒感染引起的儿童急性上呼吸道感染性疾病，主要病原是柯萨奇病毒 A 型和肠道病毒 71 型。

该病发病率高，四季散发，春夏季是流行季节，经粪口途径、呼吸道飞沫、接触患儿口鼻分泌物以及被污染的手和物品而感染。疱疹性咽峡炎多见于 6 岁以下学龄前儿童，潜伏期一般 3 ～ 5 天。

得了疱疹性咽峡炎会有哪些表现呢？

疱疹性咽峡炎起病急，孩子常常是突然出现发热和咽痛，多为低热或中度发热，部分患儿会出现高热，有的甚至体温高达 40 ℃以上，严重时可引起惊厥。热程 2 ～ 4 天，可伴咳嗽、流涕、呕吐、腹泻，咽痛严重的情况下，会影响孩子吞咽。

咽腭弓、软腭、悬雍垂及扁桃体上灰白色疱疹周围有红晕，直径

$2 \sim 4\,mm$，数目不等，一般在 $1 \sim 2$ 天后破溃形成小溃疡。

孩子得了疱疹性咽峡炎，如何应对呢？

对于疱疹性咽峡炎，我们还没有针对性的特效药，都是对症治疗，进行适当的护理，帮助孩子缓解症状。如果孩子精神、吃饭、体温各方面都还可以，我们就让孩子多喝水、多休息，等待疾病恢复。如果孩子出现高热、咽痛等不适，我们也可以对症治疗。

1. 一般治疗：控制高热

对于腋下温度 38.2 ℃以上的孩子，遵照医嘱给予退热药物降温。常用退热药物有：布洛芬、对乙酰氨基酚，两次用药的最短间隔时间为 4 小时，24 小时不超过 4 次。对于因发热引起不适感的孩子，应给予物理降温，如退热贴、头部冷敷、枕冰袋、腹股沟处放置冰袋等，若物理降温无法提高孩子的舒适度，应当停止物理降温。

2. 病因治疗：尚无特效抗肠道病毒药物

不推荐使用阿昔洛韦、更昔洛韦、单磷酸阿糖腺苷等药物治疗疱疹性咽峡炎。

推荐干扰素 α 喷雾或雾化治疗。干扰素 α 喷雾或雾化有一定疗效，该药是皮肤黏膜局部抗感染免疫的关键调节因子，黏膜给药可发挥局部抗病毒和免疫调节作用。局部用药使用便捷，儿童易接受，安全有效。

在这里要给大家提醒一点的是，务必谨慎地使用各类药物，尤其是利巴韦林。

真希望孩子不生病

很多家长都认为，利巴韦林不就是抗病毒的吗？疱疹不就是病毒吗？肯定要用啊。然而，虽然此药有抗病毒的效果，但是目前循证研究认为，利巴韦林的口服制剂可用于联合治疗成人丙型肝炎，雾化制剂则仅适用于呼吸道合胞病毒引起的重症下呼吸道感染，注射剂可用于治疗儿童出血热。孩子的日常疾病中，几乎没有利巴韦林的对症之处，所以家长一定不要盲目使用。

另外，抗生素也不要随便用。有的家长，不管孩子得什么病，就自己给孩子服用一些抗生素，这是非常不可取的。比如疱疹性咽峡炎就是由病毒引起的，头孢、阿莫西林、阿奇霉素等抗生素对病毒是无效的。而且抗生素的滥用给孩子带来的潜在危害不小，我们只有考虑合并细菌感染的时候，才需要使用抗生素。

3. 中成药治疗

中成药对于病毒性疾病一直有自己的优势，这里我给大家一些中成药的用药建议。

（1）蓝芩口服液：此药为黄连解毒汤加减而成，对于发热重的孩子是有效的，建议高热患儿使用（体温高于 39 ℃），对于腹泻的孩子应谨慎使用，在医师指导下减量或停止使用。

建议用量：

0～1 岁：每次半支，每日 3 次。

1～3 岁：每次 1 支，每日 2 次。

3～5 岁：每次 1 支，每日 3 次。

（2）蒲地蓝口服液：根据最新的说明书修订，不建议脾胃虚寒的孩子使用，通俗地讲，就是对于大便不成形或者腹泻的孩子应当谨慎使用。

建议用量：

0～1岁：每次半支，每日3次。

1～3岁：每次1支，每日2次。

5岁以上：每次1支，每日3次。

（3）康复新液：3岁以下每次3 mL，3岁以上每次5 mL，每日3次，含服1分钟以上；皮疹处外擦康复新液，每日3次。

（4）金莲清热泡腾片：

0～1岁：每次1片，每日3次，高热时每日4次。

1～15岁：每次1～2片，每日4次，高热时每4小时1次。

（5）双黄连口服液：每次5～10 mL，每日2～3次。

（6）黄栀花口服液：每次5～10 mL，每日2～3次。

4.家庭护理指导

（1）孩子如果确诊是疱疹性咽峡炎，一定要注意居家隔离2周，避免交叉感染，尽量戴口罩，做好呼吸道隔离和保护。

（2）保持室内清洁及空气流通。

（3）注意休息，清淡饮食。饮食不要过烫，不要食用辛辣、酸、粗、硬等刺激性食物。尽量食用流食或半流食。

（4）注意口腔卫生，饭后可以用淡盐水或生理盐水漱口。不到1岁的孩子，可以用生理盐水擦拭口腔。

（5）如果孩子出现发热，衣被不宜过厚；要多喝水，并保持皮肤清洁，及时更换汗湿的衣服。

（6）勤监测体温，如果孩子出现高热，要适当补液。必须密切观察体温和孩子的精神状况，警惕高热惊厥发生。如果孩子出现精神差、嗜睡、烦躁不安、面色苍白等情况，应及时送往医院。

真希望孩子不生病

就医原则

很多家长，一听到手足口病就很紧张，一听医生说是疱疹性咽峡炎，就放松了警惕，其实这两种态度都是不可取的。对于小朋友来说，大部分手足口病都是轻型，和普通的疱疹性咽峡炎的情况是一样的；而疱疹性咽峡炎则归类到了急性上呼吸道感染中，其实也就是感冒的一种，所以到医院就诊排除重症就显得比较重要了！

对于3岁以下小朋友，出现下述症状时就应考虑为重症，并立即前往医院就诊。

（1）持续高热不退（口服退热药物，体温不能降至正常）。

（2）精神差、呕吐、易惊、肢体抖动、无力。

（3）呼吸、心率增快。

（4）出冷汗、末梢循环不良（四肢末端冰凉）。

（5）高血压或低血压。

（6）外周血白细胞计数明显升高（血常规白细胞大于$15 \times 10^9/L$）或显著降低（血常规白细胞小于$2 \times 10^9/L$）。

（7）高血糖（大于9 mmol/L）。

孩子打鼾，父母如何应对？

大家可能总以为只有成人才会打呼噜，其实儿童或者婴幼儿睡觉的时候也会打呼噜。很多人觉得小孩子打呼噜只是累着了，是睡眠比较香的表现，但实际上如果孩子睡觉老是张口呼吸、打呼噜或趴着睡，那就要警惕了，孩子可能得小儿鼾症了。

什么是小儿打鼾？

小儿打鼾即俗称的孩子打呼噜，是指因为气道阻塞而导致睡眠中出现低氧血症的情况，打鼾看似很常见，但有可能引起孩子生长发育停滞、心肺功能异常、神经损害、行为异常等问题。医学上把打鼾称为"鼾症"，也叫睡眠呼吸暂停综合征。

鼾声是怎么产生的呢？夜间睡眠时神经兴奋性下降，肌肉松弛，咽部组织堵塞，使上气道塌陷，当气流通过狭窄部位时，产生涡流并引起振动，从而出现鼾声。严重时，呼吸甚至会暂时停止，从而影响孩子的身体健康。

孩子睡眠时出现打鼾，会有哪些危害呢？

孩子打鼾，一般意味着上气道有一定的阻塞，影响睡眠期间的正常通气。孩子如果经常处于慢性缺氧状态，会造成白天嗜睡、精神萎靡、记忆力下降等问题，会直接影响体格和智力发育。

总之，小儿鼾症已经成为一个威胁儿童健康的重大疾病。其主要危害有以下几个方面。

1. 生长缓慢
睡眠打鼾憋气造成小孩夜间缺氧会直接损害身体；影响睡眠质量，减少夜间生长激素的释放，影响儿童骨骼发育。

2. 智力发育落后
夜间缺氧导致大脑供氧不足，影响儿童智力发育。有时候，家长发现孩子学习成绩下降了，也要仔细关注孩子的身体情况，听听孩子晚上是否有打鼾的症状。打鼾会影响孩子的注意力和记忆力，自然会影响孩子的学习情况。

3. 面容发育不良
孩子如果长期张口呼吸，容易影响面容发育，会导致上唇短厚翘起、鼻孔朝天、牙齿排列不齐、表情呆滞的腺样体面容。很多孩子随着年龄的增长，出现凸嘴等情况，也很可能是由于打鼾、张口呼吸引起的。

4. 中耳炎、鼻窦炎、扁桃体炎
长期打鼾易导致鼻窦引流不畅，发生鼻窦炎；也可能导致中耳引流不畅，引起中耳炎。经常发炎的扁桃体也有可能使周围组织牵连受累，发生中耳炎、鼻窦炎、支气管炎等。

5. 肾炎、关节炎、风湿性心脏病
部分小孩会因为打鼾而引起扁桃体经常发炎，会诱发一些特殊的免疫机制，导致肾炎、关节炎、风湿性心脏病等疾病。

哪些原因可能引起孩子打鼾呢?

（1）腺样体和扁桃体肥大：是儿童最为常见的病因，腺样体和扁桃体肥大可使小儿上气道管腔变小，腭后区变窄，由于腭后区横截面积最小，所以是最常见的阻塞部位。

（2）肥胖：肥胖小儿咽部软组织的脂肪沉积，使咽腔管径减小及上气道塌陷；胸腹壁脂肪增加，使小儿的呼吸功能降低。肥胖小儿体质量指数相对平均水平每超出 1 kg/m^2，其风险就增加了 12%。

（3）上气道炎症：如过敏性鼻炎、鼻炎、鼻咽炎、扁桃体炎等。细菌、病毒、灰尘等，可局部刺鼻咽部，使鼻咽部淋巴组织增生、上呼吸道黏膜水肿，引起睡眠期间上气道阻塞。

家长怎么知道孩子是否得了鼾症呢?

小儿打鼾，家长越早重视、越早干预越好。一般来说，孩子患有鼾症会有以下表现。

（1）打鼾、张口呼吸、睡眠不宁或出现憋气，并且白天嗜睡或学习注意力不集中，学习成绩下降。

（2）检查扁桃体肥大 ≥ 2 度，咽腔狭小。

（3）腺样体肥大，鼻咽腔比率（A/N）≥ 0.65。

符合（1）（2）或（1）（3）即可诊断为小儿鼾症。

真希望孩子不生病

对于第一点，家长很容易就会观察得到，但第二、第三点则不是很容易，不过也不是没有办法的。

对于扁桃体，家长都已经比较熟悉了，如果家长在不借助工具的情况下能直接观察到扁桃体，那就是 2 度及以上肿大（比一般正常的扁桃体偏大）。而腺样体肥大的话，就需要借助一些小办法了。

一般来说，口呼吸是腺样体肥大最显著的特征。如果孩子莫名出现持续性张口呼吸，没有呼吸道感染和任何过敏症状，就可以初步判定为腺样体肥大了。

这里要说一点，这些只是在家进行初步诊断，如果想确切得到一个结果，比如病情到了什么地步，还是建议去医院进行专业的检查。

生活中怎样帮助孩子预防及护理？

（1）控制孩子的体重，避免肥胖。肥胖会引起孩子打鼾，因此，如果发现孩子体重超重，要帮助孩子积极减肥，控制饮食，多吃蔬菜等膳食纤维；增加有氧运动，进行持续、周期性的活动，如跑步、游泳等。

（2）软腭、舌和面部的肌肉训练，以及口颌功能的锻炼，可以调节口咽部肌群，优化肌张力，调整口咽部软组织的位置并能够协调咀嚼、吞咽、吮吸和呼吸等口颌面功能。

（3）腺样体肥大、扁桃体肥大：如果鼻咽阻塞不是十分严重，打鼾睡眠症状表现程度波动明显，或者全身情况不适宜手术的，可以利用中西医结合的方式进行口服药物治疗；而对于鼻咽阻塞症状严重，有听力障碍，保守治疗效果不佳，对心肺功能有较大影响时，则应尽早去正规医院实施手术治疗。

（4）如果是因为上呼吸道炎症导致上气道堵塞而引起的打鼾，要积极抗炎，对症治疗。

就医原则

（1）肥胖者经控制饮食、运动后症状无明显改善。

（2）目前中药治疗腺样体肥大疗效确切，在治疗扁桃体肥大上有一定疗效，如果2周仍无明显好转，建议外科手术治疗。

（3）当小儿出现鼻阻塞，伴或不伴张口呼吸、闭塞性鼻音等情况，应及时就诊。

（4）上呼吸道炎症引起打鼾，及时就医控制炎症。

真希望孩子不生病

如何应对手足口病？

如果之前提到的疱疹性咽峡炎让一些家长焦虑不已，那么手足口病就更让妈妈们心惊胆战了。很多妈妈一提到"手足口"三个字，就觉得"完了"。其实，手足口病也并没有大家想的那么可怕，大部分都是轻型病例，也是可以自愈的，万一孩子不幸感染，也不必太担忧，只需积极应对即可。当然，如果是重型感染，还是要尽早识别，尽快就诊。

我们先了解一下，什么是手足口病。

手足口病是由肠道病毒感染引起的一种儿童常见传染病，5 岁以下儿童多发。肠道病毒属于小 RNA 病毒科肠道病毒属。手足口病由肠道病毒引起，主要致病血清型包括柯萨奇病毒 A 组 4–7 型、9 型、10 型、16 型和 B 组 1–3 型、5 型，埃可病毒的部分血清型和肠道病毒 71 型等。

手足口病的传染性强，临床症状主要为持续发热，手、足、口、臀等部位皮疹，同时可伴呼吸系统、神经系统和循环系统症状。

家长如何从症状上判断孩子是否得病呢？

如果孩子出现了发热，同时手、足、口、臀等部位出疹，部分伴有咳嗽、流涕、食欲不振等症状，那多半就是手足口病了。孩子身上的皮疹一般表现为斑丘疹、丘疹、疱疹，皮疹周围有炎性红晕，疱疹内液体较少，皮疹的特征可以用"四个不"来形容：不疼、不痒、不结痂、不留疤。但也有一部分只出现口腔黏膜疹，没有其他部位的皮疹，这种情况判断起来就比较困难，容易误诊。

还要强调一点的是体温：孩子得了手足口病，并不是必须发热，还有一部分是不发热的。

手足口病一般如何治疗呢？

根据国家卫生健康委员会发布的《手足口病诊疗指南》的指导，轻型的手足口病与疱疹性咽峡炎的治疗在很大程度上是相同的，并没有非常大的区别。

1. 一般护理

注意隔离，避免交叉感染，避免去幼儿园；保持清淡的饮食；做好口腔和皮肤护理，保持皮肤和口腔的清洁；如果孩子出现发热的症状，要积极控制高热。

常用退热药物有：布洛芬口服，5～10 mg/（kg·次），2次用药的最短间隔时间为6小时；对乙酰氨基酚口服，10～15 mg/（kg·次），2次用药的最短间隔时间为8小时。（以上退热处理和小儿发热指南有出入，故仅用于手足口病及疱疹性咽峡炎。）

2. 治疗方法

对于手足口病，目前尚无特效抗肠道病毒药物。

研究显示，对于干扰素 α 喷雾或雾化、利巴韦林等，这些药物我们在前面的疱疹性咽峡炎部分已经说过，同样对手足口并没有明显的治疗作用，不推荐使用。同样也不推荐阿昔洛韦、更昔洛韦、单磷酸阿糖腺苷等药物治疗。

真希望孩子不生病

孩子如何预防手足口病

（1）引导孩子保持良好的个人卫生习惯，这是预防手足口病的核心。

①多饮水，多吃绿色的叶类蔬菜。

②避免吃过多的果实类水果、生冷的食物，避免饮用生水。

③避免带孩子去人多或密闭的室内空间。

④勤洗手，要让孩子用流动的水洗手。

⑤家中注意通风，至少早晚 2 次，各 20 分钟。

⑥用过的玩具（尤其是公用玩具），每周至少应在阳光下暴晒 4 小时。

⑦避免儿童与患手足口病儿童密切接触。

（2）接种手足口疫苗预防。

EV71 型灭活疫苗（肠道病毒 71 型灭活疫苗）可用于 6 月龄～5 岁儿童预防 EV71 感染所致的手足口病。基础免疫程序为 2 剂次，间隔 1 个月，鼓励在 12 月龄前完成接种。

在这里有的家长可能会问："得过手足口病的孩子还需要接种疫苗吗？"

由于手足口病可以由多种肠道病毒感染引起，不同病毒类型之间的交叉保护较弱，所以，接种了 EV71 型灭活疫苗仅可预防由 EV71 感染所致的重症手足口病，对于其他病毒感染所致的手足口病则起不到太大作用。即使孩子曾患过手足口病，我们往往也无法明确是否由 EV71 感染导致的，因此，如果孩子没有超过疫苗的限定年龄，还是非常建议接种疫苗的。

哪些孩子不能接种 EV71 疫苗?

（1）患有血小板减少症或出血性疾病的孩子，肌内注射疫苗时可能会引起注射部位出血。

（2）对有慢性免疫功能缺陷的患者而言，即使基础疾病可能使其免疫应答受限，也推荐接种该疫苗。只不过，正在接受免疫抑制剂治疗或免疫功能缺陷者，接种本疫苗后产生的免疫应答可能会减弱。因此，疫苗接种应推迟到治疗结束后，以确保其得到了很好的保护。

（3）未控制的癫痫患儿和其他进行性神经系统疾病（如格林－巴利综合征等）患儿，应慎重考虑是否接种。

（4）已知对 EV71 疫苗中任何一种成分过敏者，发热、急性疾病期患者，以及慢性疾病急性发作者均不得接种该疫苗。

此外，接种 EV71 疫苗后，若要接种其他疫苗，最好间隔 2～4 周，若要接种人免疫球蛋白，间隔时间要大于 1 个月。

为什么接种疫苗了还是会感染

接种了疫苗，就等于一劳永逸了吗?

当然不是的。很多家长来找我问诊的时候，会问："我家孩子明明已经打过手足口疫苗了，为啥还是会得手足口病? 疫苗没有效果吗? "疫苗当然是有效果的，但我们前面说了，接种一个类型的疫苗只能防止一种类型的病毒感染，接种 EV71 疫苗也只能预防由 EV71 感染所致的重症手足口病。一个疫苗只能"管"一个坏蛋，不能一网打尽。

我们让孩子注射疫苗，主要是为了预防最危险、最有可能引起重症

真希望孩子不生病

的病毒，因此，即使接种了疫苗，孩子还是有可能得手足口病的。

我曾经见过一个孩子，两年内得了三次手足口病，这就是由于感染不同菌株而导致的。

当然，接种疫苗还是非常有必要的，虽然疫苗只能预防一类病毒感染，但却能极大地降低孩子出现重症的风险。

出现哪些情况，孩子需要及时就医呢？

（1）孩子持续高热体温大于 39 ℃，常规退热效果不佳。

（2）神经系统表现出精神萎靡、头痛、眼球震颤或上翻、呕吐、易惊、肢体抖动、吸吮无力、站立或坐立不稳等。

（3）呼吸异常：呼吸增快、减慢或节律不整，具体说就是安静状态下呼吸，5 岁以上呼吸频率大于 30 次 / 分，1～5 岁超过 40 次 / 分，2～12 月龄的孩子大于 50 次 / 分。如果孩子持续或者反复出现呼吸增快或者困难，就需要及时就医了。

（4）循环功能障碍：心率增快（＞ 160 次 / 分）、出冷汗、四肢末梢发凉、皮肤发花、血压升高。

（5）外周血白细胞计数升高：外周血白细胞计数 ≥ 15×10^9/L，除外其他感染因素。

（6）脱水表现，通常孩子哭的时候没有眼泪、皮肤弹性差、尿量减少等。孩子精神状态萎靡的时候要警惕脱水的发生，必要时及时就医。

（7）血糖升高出现应激性高血糖，血糖＞ 8.3 mmol/L。

如何应对"秋季腹泻"？

据不完全统计，全球每年会有超过 20 亿次急性肠炎病例，有 190 万名 5 岁以下的儿童死于腹泻，而且主要发生在发展中国家，5 岁以下儿童平均每年会发生 3 次急性腹泻。儿童肠炎以病毒性感染居多，尤其是轮状病毒。

为什么要强调"秋季腹泻"？

每年的 9 月份到次年的 1 月份，是秋季腹泻的多发季节，其中，10 ～ 12 月份是孩子秋季腹泻出现的高峰期，故称之为秋季腹泻。

秋季腹泻多由轮状病毒感染引起，主要感染小肠上皮细胞，从而造成细胞损伤，引起腹泻。轮状病毒每年在秋冬季流行，传播途径为"粪—口"或"口—口"，也可以通过水源传播或呼吸道传播。

轮状病毒感染导致秋季腹泻，有哪些典型表现？

孩子得了秋季腹泻，一般表现为急性胃肠炎，呈渗透性腹泻病，病程一般为 7 天，发热持续 3 天左右，呕吐 2 ～ 3 天，腹泻 5 天，严重时会出现脱水症状。

典型的症状是先吐后泻，伴发热，大便呈水样或蛋花汤样，病程有自限性。

如果孩子有以下症状，家长可以考虑孩子是否感染上了轮状病毒。

真希望孩子不生病

（1）起病急，初期常伴有感冒症状，如咳嗽、鼻塞、流涕，半数患儿还会发热（常见于病程初期），一般为低热，部分患儿会有高热。

（2）大便次数增多，每日 10 次左右，大便呈白色、黄色或绿色蛋花汤样，带少许黏液，无腥臭味。

（3）很大概率会出现呕吐。呕吐症状多数发生在病程初期，一般不超过 3 天。

（4）腹泻重的孩子可出现脱水症状，比如口渴明显、尿量减少、烦躁不安等。

（5）病程有自限性，病程一般 3～8 天，营养不良、佝偻病和体弱多病者，腹泻时间可能更长。

如果家长想确定是不是轮状病毒感染，就可以收集孩子的大便，拿去医院化验一下，目前大多数机构都可以进行类似检测。但是在这里要提醒家长的是，收集大便的时候最好不要用尿不湿，因为尿不湿吸附能力太强，会影响检测结果。建议大家最好用干净的容器或者袋子收集孩子的便便，1～2 小时内送到医院。

秋季腹泻护理方案

那有什么特效的治疗办法呢？

其实秋季腹泻是自限性疾病，一般 3～8 天的自然病程，病毒从肠道排泄完毕后疾病会自愈，如果超过病程仍腹泻者多考虑乳糖不耐受，考虑换用无乳糖奶粉或饮食治疗，即可痊愈。

但我们家长往往被秋季腹泻的呕吐症状吓住，因为孩子频繁地呕吐，什么也吃不进去，为了预防及治疗脱水症状往往会选择输液治疗。所以预防脱水、纠正脱水，是秋季腹泻的主要治疗方法。

1. 口服补液盐Ⅲ

该药物为目前世界卫生组织推荐的预防及治疗小儿轻、中度脱水的药物，该药的渗透压较前代口服补液盐有所下降，更加适合婴幼儿的治疗。

它的正确使用方法为：每袋用 250 mL 水冲配，注意一定要一次性冲好，这样才能使我们的渗透压不被破坏，轻至中度脱水为每千克体重 30 ～ 50 mL 的总量，也就是体重 10 kg 的孩子第一天需要口服 300 ～ 500 mL 的总液量，如果我们除去孩子吃奶及吃饭的液体量，10 kg 的孩子第一天大概需要一袋就可以了，也就是 250 mL。

到了第二天，如果孩子仍然呕吐、腹泻，那么我们就可以把我们的口服补液盐一袋用 500 mL 冲配，也必须是一次性冲配，第二天我们需要补充每千克体重 10 ～ 40 mL 的继续损失用量，当然这是除去孩子继续喝奶及吃饭的用量，也就是说 10 kg 的孩子口服补液盐需要 250 mL，也就是说我们冲配好后，只需补充一半即可。

口服补液盐Ⅲ的使用要点是，孩子每腹泻或者呕吐一次，就应当额外补充口服补液盐Ⅲ 50 ～ 100 mL，不要忘记口服补液盐Ⅲ的包装盒内是有量杯的，每次冲好的口服液盐在常温下是可以保存 48 小时的。

2. 轮状病毒免疫鸡卵黄提取物

运用现代生物工程技术使产蛋母鸡发生免疫反应，血清中生成大量抗轮状病毒抗体，当输卵管内的卵黄发育成熟，这些抗体被选择性地转移并储存到卵黄中形成鸡卵黄免疫球蛋白。通过对轮状病毒免疫鸡卵黄进行提纯、杀菌、冷冻、干燥，就得到了抗轮状病毒免疫球蛋白。

真希望孩子不生病

患儿服用轮状病毒免疫鸡卵黄提取物后，就相当于口服抗轮状病毒疫苗，体内可产生针对轮状病毒的抗体，可以特异性地对抗轮状病毒。

该药疗效卓著，一般轮状病毒感染患儿口服 1～2 天即可痊愈，严重病例一般 4 天即可痊愈，当然需要注意的是，对鸡蛋过敏者建议不要使用该药。

3. 补锌治疗

自 2002 年开始，世界卫生组织推荐无论是急性还是慢性腹泻都应给予补锌治疗。具体用量为：小于 6 个月的孩子，每日补充葡萄糖酸锌 10 mg，而大于 6 个月的孩子则每日补充葡萄糖酸锌 20 mg，一定要补充 10～14 天，而不是拉肚子就吃，不拉肚子就不吃了。

补锌的具体作用：

①促进肠黏膜上皮细胞的修复，有利于缩短腹泻的时间。

②能够减轻腹泻的严重程度。

③能够增强免疫功能。

④有利于防止腹泻的再次发生。

⑤能够改善孩子食欲、促进生长发育。

4. 蒙脱石散治疗

蒙脱石是一种天然矿物土，有很强的吸附能力，而且几乎不被吸收，所以也是儿童用来止泻的首选药物。近几年也有不同的观点出现，有些学者认为蒙脱石不利于体内毒素的排出，可能会不利于疾病的康复，但目前还没有确切的结论。

我的个人意见是早期先观察，如果腹泻次数多了，可以酌情使用，缓解症状。使用时，一定要与其他药物间隔开使用，因为它的吸附作用会把其他药物吸附，影响药效，但是，它与口服补液盐不冲突，口服补液盐可以随时补充。

建议用量：

①0～1岁：每次1/3袋，每日3次；

②1～2岁：每次1/2袋，每日3次；

③2～3岁：每次1/2袋，每日4次；

④3岁以上：每次1袋，每日3次。

对于急性腹泻患儿首次剂量应加倍。通常疗程在3～5天，没有痊愈者应继续使用药物2～3天。

刘叔预防护理指导

（1）注意饮食卫生：每次给宝宝换尿布后，喂奶前，冲奶前，给宝宝喂饭前都要洗手。

母乳喂养的婴儿，妈妈在喂奶前，应将乳房擦洗干净。

如果宝宝是人工喂养的，要特别注意奶具的清洁，要对奶瓶进行消毒，注意不要吃变质的奶。冰箱内放置的食物必须煮沸后食用，并更换干净的容器放置。在常温下放置的剩奶，不能超过4小时。容器再使用时，一定要先煮沸。

（2）秋季添加辅食时，要注意先从少量开始，且每次只能增加一种，以使宝宝的消化道有个适应的过程。

另外，添加辅食时应从半流食开始，逐步过渡到固体食物，如果过早地加固体食物，易导致宝宝腹泻。

给宝宝制作辅食时应选用新鲜的食物，现吃现做，不要给婴儿吃不

真希望孩子不生病

新鲜的食物。

做辅食的餐具用后要晾干，用前清洗，开水冲烫干净。

（3）很多家长喜欢自己先把食物嚼碎了再喂给宝宝吃。这里要提醒各位，千万不要嚼饭给宝宝吃，因为这很可能导致宝宝腹泻。

此外，有的妈妈怕烫着宝宝，喜欢用舌尖舔一舔，试温度，这也是非常不好的习惯。

还有的妈妈喜欢啄一下奶嘴，尝一尝奶的温度，这也是一定要避免的。成人口腔内的正常细菌，对于宝宝来说可能就是致病菌。宝宝接触的菌群种类少，且抵抗力低，我们一定要细致地呵护。

（4）尽量避免带宝宝到腹泻患儿集中的医务场所。少去人群密集的公共场所，也尽量不要接触其他患有腹泻的宝宝。

（5）宝宝腹泻时，每天次数很多，但每次便后都应该用温水清洗臀部，尽量保持会阴部及肛周皮肤干燥。

如果宝宝的屁屁屡次擦拭，可能会变红，所以每次便后清洁擦干之后，要涂以鞣酸软膏。应选用消毒软棉尿片并及时更换，避免使用不透气的尿片。如果宝宝屁屁的皮肤破溃、糜烂，可以外用红霉素软膏。

就医原则

什么样的情况下需要立即到医院就诊呢？

①腹泻次数和量增加。

②频繁呕吐。

③明显口渴。

④不能正常饮食。

---

⑤发热。

⑥大便带血。

最后需要提醒大家一点：我告诉大家护理方案的主要目的是让大家知道预防脱水的方法，如果暂时不方便就医的情况下，家长也知道如何应对，而不至于太慌乱。至于是轻度还是中度脱水，如果有条件的情况下，最好到医院让专业的儿科医生来判断。当宝宝哭闹而无泪时或者当孩子六小时无小便时，就应当及时到医院就诊，因为眼泪及小便是我们判断人体是否脱水的最简便的途径。

真希望孩子不生病

如何应对小儿湿疹?

宝宝脸痒,脖子痒,屁屁痒,大腿痒,背痒……痒得睡不着觉,玩也玩不好,连饭也吃不香了。妈妈一看,红红的,摸起来好像还有点不光滑。

原来啊,宝宝患上了湿疹。湿疹可真是太让宝宝受罪啦。

湿疹是婴幼儿时期高发的疾病,全世界每 100 个婴儿中,就有 10 ~ 15 个湿疹患儿,大多发生于出生后的前 3 个月,6 个月以后症状逐渐减轻,大多数湿疹宝宝在一岁半左右可以痊愈,当然也有一些会反反复复持续到学龄期。

什么是小儿湿疹?

小儿湿疹属于过敏性疾病,也是婴幼儿时期较为常见的一种皮肤病,常表现为额部、头部、面颊出现红疹、红斑等。

湿疹临床以皮损形态多样,分布大多对称,皮肤红斑、粟粒状丘疹、水疱或疱疹,水疱破损后出现点状糜烂、渗出并且伴有剧烈瘙痒为特征。

湿疹的特点是容易反复发作,主要发生于头面部,先自两颊面部开始,继而发展到额部、头皮,可延及躯干四肢,进展为全身。

湿疹常常伴有剧烈瘙痒,使小宝宝睡卧不安、烦躁。发病原因目前没有完全清晰,但诱发原因很多,比如遗传因素、环境因素、饮食因素、免疫功能异常、皮肤屏障功能缺陷等。另外，宝宝的免疫功能尚不完善，皮肤对外界各种刺激的反应比较敏感，这也是诱发原因。

中医学称幼儿湿疹为"胎敛疮""奶癣""恋眉疮"等。阅读古籍，我们可以发现湿疹发生的病因病机很复杂，历代医家对湿疹的认知也各有不同，但大多医家都认为湿疹是由风、湿、热邪内侵所致。

我们如何帮助宝宝缓解和治疗湿疹呢？

（1）保持宝宝皮肤的清洁。

要让宝宝的皮肤保持清洁，就要常常清洗，但清洗时不要用刺激过大、清洁力太强的肥皂，应用清水及少量婴儿专用沐浴露。

洗澡水温控制在 32 ～ 37 ℃，秋冬季节应先将浴室室温调高后再给患儿洗澡，以免着凉。洗澡时间控制在 5 ～ 7 分钟，每天沐浴 1 次，结束后用柔软的纯棉毛巾轻轻擦干，并及时给宝宝涂擦保湿霜。

（2）保持宝宝皮肤的湿度。

保湿可促进患儿皮肤屏障的修复，改善皮肤干燥问题，降低湿疹引起的瘙痒，保湿霜要积极使用、足量使用，从而减轻湿疹症状。

（3）皮质类固醇激素外用药。

皮质类固醇激素有明显的抗炎、止痒作用，如地奈德软膏、丁酸氢化可的松、糠酸莫米松软膏等。

很多家长一看是激素，就会非常排斥，会联想到很多不良反应。其实宝宝湿疹使用的激素大部分都是弱效类，激素含量很低，而且涂在皮肤表面真正吸收进入血液的药量几乎检测不到，何况涂抹的面积也不大，只要按照说明书正常使用，不会产生激素类制剂的那些不良反应。适当

真希望孩子不生病

使用这类激素类药膏，可以很大程度上缓解宝宝的不适症状，我们家长要学会取舍，不要固守成见。

（4）免疫抑制剂。

2岁以上的宝宝如果患了湿疹，应选择钙调磷酸酶抑制剂，如他克莫司。

（5）抗组胺类药物。

对于瘙痒比较剧烈的宝宝，可口服抗组胺类药物，其有止痒、抗过敏效果及不同程度的镇静作用，如西替利嗪滴剂、氯雷他定等。

（6）抗生素。

抗生素不要随意使用，只适用于出现局部或淋巴结等感染、体温升高的患儿。

（7）非特异性抗过敏药物。

葡萄糖酸钙，可改善细胞膜的通透性，减少渗出，具有抗过敏作用。

湿疹属于过敏性疾病，药物不可能将其彻底治愈，所有方法都只能缓解症状，尽量减少复发的可能。而且随着年龄的增长很多人可以自愈，家长们不用过于焦虑。

注意日常护理

（1）积极给予小朋友皮肤的保湿护理，用适宜的温水洗澡，洗澡时间不宜过长，洗后及时使用保湿护肤品护理皮肤。

（2）保持小儿适宜的环境。保持室内湿度在50%左右，温度为23℃左右，避免小儿出汗。

（3）合理饮食。要保持清淡的饮食，避免辛辣刺激的食物，多食富含维生素和矿物质的食物。

（4）选择合适的衣物。要给小朋友选择纯棉的衣物，保持衣物干燥柔软，减少洗涤剂在衣物上的残留，减少衣物与患湿疹皮肤的摩擦。

（5）经常修剪指甲。湿疹时宝宝很难受，会忍不住抓挠，我们也很难控制，因此，要给宝宝勤剪指甲，避免因为抓挠而引起皮肤破损、感染。

就医原则

（1）小儿患湿疹的皮肤出现渗液、白色分泌物等，可能是感染引起的，要及时就医。

（2）经以上护理后，小儿的皮肤情况并无好转，甚至加重，应及时就医。

（3）小儿出现体温升高，应及时就医。

真希望孩子不生病

第五章

儿童常见药，
千万别乱用

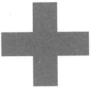

本章内容

孩子咳嗽，哪些药不建议给孩子服用？

孩子咳个不停，太让人心焦了。很多父母赶紧翻出家用药箱中的止咳药给孩子服用。慢慢地，孩子咳嗽好像减少一些了，父母悬着的心也渐渐放下了。

那么，孩子真的是好转了吗？不一定。

首先，我们需要明确的是，咳嗽不是病，只是一种症状，它是人体保持胸腔清洁的一种自我保护措施。通过咳嗽，可以避免刺激物进入肺部。

当有病原体、异物入侵呼吸道时，产生刺激，身体产生了保护性反射，我们就会咳嗽。孩子鼻腔的生理构造更加特殊，也更加娇嫩，更加敏感，所以除了病原体入侵，一些其他原因也会引发孩子咳嗽，比如空气温度、湿度的变化。孩子早上起床时，吸入了冷空气，一下子无法适应，会轻轻地咳嗽两声；孩子吃饭时，食物中如果有刺激性味道，比如太麻、太辣、太咸，会刺激呼吸道，也会偶尔咳几声；到了春秋这些过敏高发季节，空气中的过敏原增加，也会造成孩子咳嗽；环境中如果灰尘比较大，孩子也会咳几声；有的孩子闻到了花香，也会咳嗽。

因此，当孩子出现咳嗽的时候，家长先不要盲目地给孩子止咳。盲目地服用止咳药，有时候不但不能促进身体的康复，还有可能因为阻碍了痰液的排出，而延缓了病体康复。

出现咳嗽时一定要先排查下原因：空气是否突然变冷、变干燥，空气质量是不是变差了？孩子是不是刚吃了过咸、过酸、过辣等刺激性食物？家内外有没有尚未排除的过敏原？

当孩子咳嗽时，家长更应该做的，其实是找到孩子咳嗽的真正原因，一味止咳治标不治本。一般引起咳嗽的原发病治好了，咳嗽自然也就好了。所以孩子咳嗽的初期，我们一般不建议使用止咳药，除非咳嗽非常严重，以致影响睡眠或吃饭，不利于疾病恢复时，可考虑选用止咳药。

但是在选用止咳药的时候，一定要注意，以下几种不要随便给孩子使用。

1. 含可待因（罂粟壳、阿片粉）的镇咳药

可待因是一种跟吗啡差不多的阿片类药物，常常用于各种止咳糖浆中，是一种强效的镇咳药。但是，跟吗啡一样，可待因也有成瘾可能。

像我们药店经常见到的强力枇杷露、克咳片、宣肺止咳合剂、羚贝止咳糖浆等几种药都含有罂粟壳，12岁以下禁用。

还有就是最常见的复方甘草片，因为含有阿片粉，也就是吗啡，所以禁止儿童使用。这类中枢性止咳药对儿童止咳效果差，而且吃了之后还可能造成严重副作用，比如抑制孩子的呼吸，导致呼吸减慢、呼吸困难、诱发惊厥，还有一定的成瘾性。

2. 含右美沙芬的咳嗽药（4岁以下不推荐）

目前儿童中枢性非成瘾性镇咳药物主要为右美沙芬和福尔可定，大家可以看到多种不同制剂的咳嗽药里面，都有这种成分。

有研究指出，对于年龄较小的儿童来说，右美沙芬对咳嗽其实作用不大。因此，不建议给4岁以下儿童使用右美沙芬。

真希望孩子不生病

3. 中成药的止咳药，孩子也要慎用

有些家长觉得西药副作用大，不建议用；中成药副作用小，可以随便给孩子使用。真的是这样吗？

的确，中药具有悠久的历史，在我国儿科临床医疗实践中，中成药占有重要的地位。目前国内市场上常用医治儿童咳嗽的中成药也有十余种，但不建议家长自行购买中成药为孩子止咳，最好让医生辨证后，并分析其成分后再使用。

因为不同的中成药药剂中往往含有一种或多种相同的成分，某些成分的过量使用具有潜在的不良效应。家长对中成药的成分不了解，很容易因为重复用药导致孩子产生不良的药物反应。就比如小儿麻甘颗粒、麻芩止咳糖浆、小儿肺热咳喘口服液这几款儿童糖浆均含有麻黄，如果家长一次选用两种以上类似止咳药，必定会造成麻黄的超量使用，就会出现头晕、心慌、失眠等严重的副作用。还有我们之前提到的强力枇杷露、咳喘宁口服液等这些中成药就含有罂粟壳，我们上面已经说到，不适合 12 岁以下的儿童。

此外，南方有些孩子有蚕豆病，也就是 G-6PD 酶缺乏病，不能用阿司匹林、维生素 C 等西药，也不能用含有薄荷、樟脑、萘酚、川莲、牛黄粉、熊胆、七厘散的药，婴儿素、牛黄解毒丸等也不能用。所以，中成药并不意味着绝对安全，最好也要在医生的指导下使用。

小儿服药必须根据年龄、体重，严格按照说明书上标示的单次服用量服用，切勿贪多，如果超剂量服用疗效不一定增加，反而更易发生不良反应。

化痰药可以"化痰"吗？

现在很多家长会及时更新育儿知识，知道孩子咳嗽时不宜使用镇咳药物，听着孩子喉咙中痰声不断，既吐不出又咽不下，总认为化痰才是关键，觉得咳嗽一定要先化痰，让痰液赶紧消失。

其实，化痰的意思，并不是我们想象的那样，直接把痰"化掉"。化痰药的主要作用是减少黏液腺分泌，降低痰液黏度，促进肺表面活性物质的分泌，增加支气管纤毛运动，使痰液易于咳出。但化痰药也不能胡乱使用，要注意孩子的年龄，目前的研究结果显示，没有哪种化痰药是1岁以下的孩子可以安全服用的。

还有一部分家长总是过分担心孩子把痰咽进肚子，其实，3岁以下的孩子本身就是不会吐痰的，只能咽下去。那咽下去的痰，会加重病情吗？当痰液离开了呼吸道，进入胃肠道后，细菌病毒会经历胃肠道的酸、溶菌酶等一系列防御物质的狂轰滥炸，细菌病毒很可能就被消灭了，因此孩子咽下去的痰，并不会导致病情恶化。

尤其是1岁以内的小宝宝，咳嗽时偶尔还伴随着呕吐，家长看小宝宝又咳嗽又呕吐，太心疼啦，也会很紧张。其实，小宝宝咳嗽剧烈出现呕吐时，家长可以先观察一下呕吐物，如果里面有很多黏液样的物质，呕吐后没有其他不适症状，这就说明孩子之前咽下去的痰随着奶液一起吐了出来，吐出来后胃部会舒服很多，这样反而会缓解痰多的症状。这种时候家长就不必过分担心了，这也是小宝宝排痰的一种方式。

真希望孩子不生病

因此，合理地使用化痰药并没有错，只是化痰药的作用并不是让痰液消失，而是帮助孩子更容易排出。

咳嗽糖浆如何保存？

咳嗽糖浆相对来说更容易让孩子接受，因此也是很多家长的首选。

在使用咳嗽糖浆时，一定要养成科学卫生的咳嗽糖浆储存习惯。服用时，切忌把药水瓶口直接与嘴接触，以免瓶口沾染细菌而污染药液。服用后，应及时将其放置在避光、阴凉、干燥的环境中。开启后的咳嗽药水一般不宜久放，夏天不超过 1 个月，冬天不超过 3 个月。服用前要仔细查看颜色是否改变，是否有大量气泡、絮状混悬物、沉淀物等，避免服用过期药水。

孩子咳嗽，护理是关键

其实很多单纯性的咳嗽都是可以自愈的，并不需要太多药物的帮助，在家做好咳嗽期间的护理就足够了。那么针对咳嗽的孩子该怎么护理呢？我们应注意以下几点。

1. 多喝水

咳嗽只是孩子生病期间的一种症状，它有助于排出呼吸道里的异物、痰液，保持呼吸道通畅。大多数情况下，咳嗽症状会在 3 周内自动消失。在此期间，给孩子多喝水，可以让痰液稀释，更容易咳出来，病也能好得更快。

2. 喝蜂蜜水

如果孩子满了 1 岁，可以给他喂一些蜂蜜，蜂蜜对于缓解单纯的轻微咳嗽有一定的效果。但 1 岁以下的孩子不能喝蜂蜜，因为蜂蜜里面可能含有肉毒杆菌，1 岁以下的孩子是无法对抗肉毒杆菌的。

那么蜂蜜如何给孩子使用呢？对于 1～5 岁的孩子，我们每天可以给孩子用 2.5 mL，5～12 岁每天可以用 5 mL，12 岁以上每天可以用 10 mL。具体如何使用呢？直接食用或者用温水化开都是可以的。

3. 适当抬高头部

孩子夜间咳得会比白天厉害一些。在他睡觉时，可以把头和上半身垫高一点。因为如果完全平躺，鼻咽处的分泌物会回流，使咳嗽加重。

4. 增加空气湿度

可以使用加湿器，保持室内湿度在 50% ~ 60%。让孩子的呼吸道保持湿润，让呼吸道黏膜细胞更好地发挥排痰的功能。

5. 清洁鼻腔

可以使用生理盐水喷雾剂，清除孩子的鼻腔分泌物，改善黏膜纤毛清除率，有助于减少因鼻腔分泌物流到咽部而引起的咳嗽。

6. 拍背排痰

用手拍孩子的背部，孩子喉咙里的分泌物会通过振动而脱出，有助于痰排出来。

拍背时，可以让孩子俯卧或侧卧，家长要手背隆起，手掌保持中空，拇指靠着食指去拍。

拍背时要从下向上、从两侧往中间轻轻地拍，左侧背部拍完再拍右侧，循环数次。

拍背时不要过于用力，要保持一定的节奏，每次拍 5 ~ 10 分钟，每天拍 4 ~ 6 次。

不要让孩子光着背部拍，而是要隔着衣服拍。

什么情况下必须带孩子就医？

如果孩子刚开始咳嗽，家长不要急着找止咳药给他吃，而是应该留心观察孩子是否有下面这些情况。

如果孩子出现下面任何情况之一，要及时带他去医院就诊，以免耽误病情。

①小于 3 个月的孩子出现咳嗽，要尽快去医院，排除肺炎。

②咳嗽并伴有呼吸急促、喘息、口唇发青。

③咳嗽并伴有明显的持续性发热。

④咳嗽持续超过 4 周以上，要及时去医院，以免拖成慢性支气管炎甚至肺炎。

⑤由咳嗽引发呕吐、胸痛、头痛，或者咳嗽影响孩子睡觉。

⑥剧烈咳嗽，伴有刺耳的"犬吠声"。

⑦孩子被食物或其他物体呛到后出现的咳嗽。

总之，孩子一旦出现咳嗽的症状，先不要盲目地给孩子吃止咳药，因为很多咳嗽是可以自愈的。要搞清楚咳嗽的原因，再加强护理。

如果到了必须吃药的程度，也最好是在医生、药师的指导下用药，避免踩进乱服用咳嗽药的雷区。

真希望孩子不生病

家长必须了解的抗生素使用指南（一）

抗生素到底是什么?

我们先要了解什么是抗生素。

医学中抗生素的定义：是由微生物（包括细菌、真菌、放线菌属）或高等动植物在生活过程中所产生的具有抗病原体或其他活性的一类次级代谢产物，是能干扰其他生活细胞发育功能的化学物质。

现临床常用的抗生素中含有转基因工程菌培养液的提取物和用化学方法合成或半合成的化合物。它不仅能杀灭细菌，而且对霉菌、支原体、衣原体、螺旋体、立克次体等其他致病微生物也有良好的抑制和杀灭作用。

咱们老百姓接触最多的抗生素为 β 内酰胺类，如青霉素或头孢类抗生素；其次为大环内酯类，如阿奇霉素或红霉素类抗生素。

简单地说，抗生素是用来对付细菌的药物，所以，若不是细菌感染造成的疾病，就不需要使用抗生素，但也不是所有细菌感染都要使用抗生素。同样，不是所有的疾病都需要使用抗生素，一般感冒及流行性感冒是常见的病毒性感染，不需要使用抗生素。

使用抗生素前，必须先找出真正的凶手——病原体，在确定细菌感染时，使用抗生素才有疗效，而这需要专业的评估。

针对已发生的疾病，如肺炎、扁桃体炎、中耳炎、泌尿道感染等，可考虑使用抗生素。在医院里，医师也可通过各种信息，如发热、化脓、全身酸痛等症状，判断患者感染是不是因细菌造成的。因此，每位医师在决定使用抗生素时，在合理应用的前提下，必须同时考虑很多事情。包括升阶或降阶策略、抗生素选择（过去病史、感染源、菌种）、剂量（严重度、组织穿透力、代谢能力）、给药路径（口服、针剂、外用、塞剂）、给药频率（服药顺从性、照顾者的能力与维持药物浓度）、治疗天数（感染部位、种类、临床反应）、不良反应（腹泻、过敏）、经济性与便利性等。

比如，3 个月以内的婴幼儿肺炎一般来说感染革兰氏阴性菌概率会高点，而肺炎支原体是导致 5 岁以上孩子肺炎的重要病原体，因此，针对不同年龄的患儿选择不同的治疗方案才是最合理的。

所以抗生素并不是拿来就能用的，家长也不能想给孩子用什么抗生素就自行去买，也不是想怎么用就怎么用的。一定要遵循医嘱。

以下就是几个抗生素使用过程中的小问题。

1. 口服抗生素孩子吃够量了吗？

临床上经常遇到一部分家长在孩子生病时总是急于输液，觉得口服抗生素效果不好，药效太慢。这个问题我一直以来都觉得非常有趣。

举两个例子来说明这个问题。

头孢克肟，这个药的说明书对于药的用量大概是这样写的：儿童用药每千克体重 1.5 ～ 3 mg/ 次，严重时可每千克体重 6 mg/ 次。以体重 10 kg 的孩子为例，大部分孩子是按轻度感染即每次 25 mg（半袋），每天 2 次来服用的。

现在主流的头孢甲肟的注射用药，说明书中介绍：儿童用量每天每千克体重 40 ～ 80 mg，分 3 次静脉给药。我们发现，一般使用时都是按每天每千克体重 80 mg 来计算的。

真希望孩子不生病

也就是说，我们在口服药物时往往按小剂量来服药，轮到打针时，却往往会按最大量来输液治疗，结果也就不言而喻了。所以很多人会产生一种错觉：打针就是比口服管用。

因此，口服抗生素一定要足量才有效。

2. 抗生素疗程使用够了吗？

我在临床上经常遇到孩子口服了一次药物，或口服一天抗生素，家长就带着来医院打针的。我想说，很多问题并不是一定要输液才有效果，其实很多情况下，医生给孩子输液都是家长逼的。天下没有仙丹，吃药吸收也有一个过程，我不建议口服药物还没有起效，就着急地停药打针。

还有，孩子症状刚一好转，就停药，这也是不可取的。

有的患儿停药 1～2 天后，症状可能会再次加重，然后不得已再选择打针，这当然是错误的。药物的停用应在孩子体温正常或症状消失至少 3 天时，这是最起码的使用药物的常识。

因此，我想强调的就是，用药的开始与停止都请遵从医嘱。

服用抗生素有一定的疗程，通常医师会交代吃完后要复诊。以医院开 5 天的药量为例，服完 5 天份的药之后，就必须复诊。医师评估患者状况，如有好转可停药，如果没有好转，医生可能会交代患者继续服用先前的抗生素，也可能会考虑换药。

为什么必须用够疗程呢？

这是因为抗生素需达到血中治疗浓度一段时间之后，才能杀死所有细菌。因此，患者千万不要自行停药。若自行停药，未被消灭的细菌可能卷土重来，甚至可能蓄积更可怕的力量反扑。如果使用某种抗生素的疗效暂时不好，首先应当考虑用药疗程是否足够。即便见了效，也应该在医生的指导下服够必需的周期，更不要自己频繁更换药品。因为用药起效需要一个过程，频繁换药，反而造成耐药，菌群失调。

曾经就有这样一位患儿，扁桃体经常化脓，每次验血都发现血象偏高，打两天针或者吃几天抗生素就好了，但是没过几天就又犯了。

家长找到我时已经非常焦虑了："刘医生，你看看我家孩子是不是免疫力出现了问题？不会有什么大毛病吧？我们怎么才能预防扁桃体发炎呢？能给孩子配点提高免疫力的药吗？"

我一看血常规，白细胞计数到达了 $15 \times 10^9/L$，明显是细菌感染的扁桃体炎，用抗生素是没问题的。于是我就先开了 3 天的抗生素，看看效果，3 天后让家长复查。

3 天后，家长问我，孩子一切正常了，是不是可以停用抗生素，开点调理的药。

我告诉家长："孩子之所以容易反复，就是你们之前没有规范地治疗，不遵医嘱，擅自停药。抗生素必须足疗程规范应用，这是预防复发的必要措施，按照你家小朋友的情况，有效抗生素治疗至少要 10 天。已经用了 3 天，最少还需要口服 7 天，否则，容易复发。"

家长依然很迷惑："刘医生，您说抗生素用时间长点可以预防复发？不是说抗生素伤身体吗？伤了身体、抵抗力差了，不是更容易生病吗？"

其实这个家长的想法很有代表性，很多家长都有这样的担心。我们医生也在努力明确诊断，尽量避免滥用抗生素。但是，治病是在保障孩子健康的基础上权衡利弊得失后选择的，细菌性扁桃体炎必须应用抗生素，而且要规范地足疗程应用。就像以上这个反复发作扁桃体炎的孩子，扁桃体上有许多较深的小窝，病原体隐藏较深，极容易形成病灶，抗生素需要较长时间地服用，才能彻底治愈。如果中途停药，就无法根除全部病菌，还有可能产生耐药性，这就是导致孩子反复急性发作扁桃体炎的原因之一。

孩子生病要适当用药，特别是抗生素的应用要谨遵医嘱，不能一概排斥！

这个家长遵照我的医嘱，坚持服用了 10 天的抗生素，再加上中药进行了调理。家长后来告诉我，孩子半年都没有复发了。

因此，抗生素一定要在医生指导下，应用正确的治疗疗程，才能保证良好的治疗效果，防止疾病复发。

3. 是不是抗生素的级别越高，对孩子损害越大呢？

很多家长对抗生素的选择总是小心谨慎，总觉得用的级别高了会不会对孩子伤害大。其实不是这样子的，抗生素的选择是根据孩子所感染的细菌的不同而选择的。

比如，孩子有链球菌感染，出现了急性扁桃体化脓的症状，首选的是第二代头孢菌素或者青霉素类的抗生素。再比如说急性鼻窦炎，我们首选的是阿莫西林或者头孢克洛。而支气管肺炎往往是革兰氏阴性杆菌感染，我们首选的是第三代头孢菌素。

其实，抗生素的级别越高，它对肝肾损害越小，比如说第一代头孢菌素，我们是不能应用于新生儿的，而第三代头孢菌素就可以应用于各个年龄段，所以，并不是抗生素级别越高，对孩子损害越大。

医生为什么不先把感染的病菌查明了再用药呢？

我们在医院有一个检查，叫"血培养＋药敏"，这个检查可以明确感染的细菌种类以及对哪种药物会比较敏感。但这种检查却有比较大的缺陷：一是培养周期过长，至少需要 3～5 天；二是阳性率偏低，经常过了 3～5 天，结果培养出来的是杂菌，依然没办法明确感染细菌的种类。所以，在门诊使用抗生素时，如果真的要等血培养结果的话，时间成本且不说，严重的会耽误病情。因此，门诊医生在使用抗生素的时候，往往都是经验性用药。这一点，作为家长也是应该了解并理解的。

儿童能用的抗生素和不能用的抗生素都有哪些?

1. 儿童能用的抗生素

主要包括 β 内酰胺类（包括青霉素及头孢类）、大环内酯类（阿奇霉素、红霉素、罗红霉素、克拉霉素）、抗真菌药（氟康唑、伏立康唑等）；更高级别的包括糖肽类（万古霉素、替考拉宁）、碳青霉烯类（亚胺培南、美罗培南）、恶唑烷酮类（利奈唑胺）等。

儿科抗生素的使用，尤其是门急诊，常用的为头孢类及大环内酯类。

2. 儿童不能用的抗生素

喹诺酮类（氧氟沙星等）抗生素在实验动物中显示其对幼年动物长骨、软骨发育有不良影响，故小儿不予推荐使用此类药物。

根据中华人民共和国卫生部医政司 1999 年编写的《常用耳毒性药物临床使用规范》一书中的建议，氨基糖苷类（庆大霉素等）抗生素在 6 岁以下小儿禁用，6 岁以上小儿慎用，必须使用者要监测药物血浓度和听力。

四环素类能与骨中的钙结合抑制婴儿的骨骼生长，故 8 岁以下儿童禁用。

真希望孩子不生病

家长必须了解的抗生素使用指南（二）

感冒了需要用抗生素吗？

现在很多家长，尤其是那些孩子经常生病的家长，已经形成了一些固定的用药模式。因为医生可能经常就只开固定的几种药，所以有时候孩子生病了，家长就自己在家给孩子用药。一个小感冒，就给孩子用一堆药，其中，就有一些抗生素，是很多家长常给孩子服用的。

那么，感冒了到底需不需要用抗生素呢？

其实，大多数感冒都是由病毒引起的，病毒性感冒、流感、麻疹风疹、腮腺炎等都属于病毒感染，一般是不需要应用抗生素进行治疗的，因为一般的抗生素并没有抗病毒的作用。如果孩子没有明显的细菌感染的证据，滥用抗生素有可能会导致菌群失调，可能会出现一些并发症。所以，感冒的孩子一定不要盲目使用抗生素进行治疗。病毒性感冒有自愈性，并没有什么特效药，只是对症治疗，帮助孩子缓解症状。感冒期间注意休息，清淡饮食，补充水分，增加抵抗力，从而促进感冒康复。

当然，如果感冒后鼻塞流涕，或是伴咳嗽持续超过 7 天无改善，抑或是出现了发热，体温超过 39 ℃，扁桃体严重肿大，鼻分泌物呈持续黏液脓性，鼻窦部压痛等，外周血常规示白细胞增多或 C 反应蛋白明显升高时，就可以考虑是细菌感染或合并细菌感染，这时就需要抗生素的配合了。

儿童使用阿奇霉素 99% 的人都错了

现在，阿奇霉素被家长滥用的情况越来越严重。孩子只要感冒咳嗽，就把阿奇霉素吃 3 天、停 4 天，连吃好几周，很多家长都是如此。

我在这里告诉大家：这种认识完全是错误的。

阿奇霉素的半衰期比较长，是 68 小时。也就是说，吃 3 天阿奇霉素，就相当于其他普通抗生素一周的用量。所以，对于不是支原体、衣原体感染的孩子，如果其只是普通的感染，比如链球菌感染，或者是化脓性扁桃体炎、鼻窦炎，包括一些细菌感染引起的鼻炎，治疗这类患儿的时候，阿奇霉素的使用只需 3 天或者 5 天，不需要继续服用。

一般 3 天的使用方法是每天每千克体重 10 mg，每日 1 次。5 天的使用原则是第一天每千克体重 10 mg，第 2 ～ 5 天每千克体重 5 mg，每日 1 次。所以，不是只要感染就可以使用阿奇霉素，也不是必须吃 3 天、停 4 天，连吃好几周。

吃 3 天、停 4 天，只是针对支原体感染的小朋友，我们可能需要让孩子按照这个方法使用 2 ～ 3 周。而如果是衣原体感染，使用 2 周就够了，每周也是吃 3 天，停 4 天。这是关于阿奇霉素的用量及疗程的问题。

阿奇霉素什么时候吃？

在了解了阿奇霉素的用量及疗程以后，我们再来看看它的服药方法。

关于阿奇霉素的用药方式，很多家长都是错误的。进口的阿奇霉素目前只有片剂和干混悬剂，没有其他剂型。进口的阿奇霉素干混悬剂用水充分地溶解以后，是可以和食物同时服用的。

真希望孩子不生病

而阿奇霉素的片剂则分两种情况：一种片剂是可以和我们食物一起来服用的；另一种是只能餐前 1 小时或者餐后 2 小时服用，因为食物影响药物的吸收，所以我们一定要认真地阅读阿奇霉素的说明书。

进口的阿奇霉素片是必须整粒吞服，而不能掰碎给孩子来吃的，只有阿奇霉素分散片是可以掰碎或者是溶解在水里给孩子服用的。因此，我们要充分地阅读药物说明书，去辨别不同的服药方式。

以上就是我要告诉大家的关于阿奇霉素的知识。

藿香正气水可以给孩子敷肚脐吗？

很多家长都知道藿香正气水敷肚脐这个小偏方，那它能不能治疗儿童的腹泻和呕吐呢？

这个方法其实我小时候也用过。有一次，我腹泻时间很长，一直不好。我全家几乎都是医生，舅舅看了以后，说可以用棉花球蘸着藿香正气水，然后敷肚脐眼，拿医用胶布贴上。我试过之后，真的就好了。所以，这个方法是可以用的。

那么是不是只要腹泻就能用呢？当然也不是。藿香正气水敷肚脐适用于寒湿泄泻，就是受凉导致的非感染性的腹泻。

那么，什么是寒湿泄泻？

寒湿泄泻在北方冬季比较常见，其主要症状多为泄泻清稀，甚则如水样，腹痛肠鸣，脘闷食少，或伴有恶寒发热，鼻塞头痛，肢体酸痛。苔薄白或白腻，脉濡缓等。

如果家长发现孩子有寒湿泄泻的苗头或者已经诊断为寒湿泄泻了，可以用藿香正气水敷肚脐这个小偏方。藿香正气水对寒湿入体有非常好的效果，藿香芳香化湿、理气和中是主药，紫苏叶、白芷可增强藿香理气散寒之力，为辅药。佐苍术、厚朴、大腹皮的目的是燥湿除满。用茯苓、甘草则可以健脾利湿，加强运化功能。各药配合，使风寒得解，湿滞得消，气机通畅，胃肠调和，特别适合孩子遇到这种寒湿泄泻的情况，可以帮助其缓解不适。

但在用的时候，也需要注意以下两点。

第一，含酒精的藿香正气水不适合 6 岁以下的孩子使用。

第二，如果要给 1～5 岁的孩子用藿香正气水，可以使用不含酒精的，并且需要使用棉花球蘸着敷在肚脐上，效果很好。

孩子感冒了，可以吃维 C 银翘片吗？

维 C 银翘片的主要成分是维生素 C，加上银翘片，再加上马来酸氯苯那敏，再加上对乙酰氨基酚。这样的成分组合属于复方制剂，对儿童的伤害是比较大的，因为复方制剂都含有两种或两种以上的药物成分，这些药物成分对孩子的消化道存在伤害，可能使孩子出现恶心、呕吐、腹胀等情况，且药物成分越多，造成的伤害越大。

有些复方制剂含有的成分较复杂，就比如最常见的维 C 银翘片，它含有退热药成分，如果孩子发热时同时给孩子服用其他退热药，就会导致复方感冒药中的退热药和单纯退热药叠加，造成药物过量，可能出现出汗过多，严重时可能造成肝肾损害。而且，感冒本身就是可以自愈的，感冒药并不是治病的，只是缓解感冒症状，所以胡乱使用复方制剂在临床上是不可取的。

再比如，另一个常用的儿童感冒药——小儿氨酚黄那敏，也是一个复方制剂，它就是由对乙酰氨基酚（就是我们通常所说的解热镇痛药）、马来酸氯苯那敏（也就是我们所说的 H1 受体阻滞剂，也是一个抗过敏药）、人工牛黄组成的。这个药当然也能用，只是不建议盲目地给孩子使用，比如，孩子本身没有发热，我们给孩子使用解热镇痛药就是不合适的。如果孩子没有打喷嚏、流鼻涕这些症状，我们给孩子使用有嗜睡不良反应的马来酸氯苯那敏也是不建议的。而且，复方制剂可以加重孩子的肾脏负担，所以不建议给 6 岁以下的孩子使用。

真希望孩子不生病

当然我在门诊上偶尔也用过儿童感冒药，比如 6 岁以上的孩子因为感冒持续头疼，我建议他可以临时使用一天，但是如果头疼一直不能缓解或伴随精神差，一定要到医院排除中枢神经系统感染。

孩子消化不良，
可以长期吃山楂制剂吗？

很多家长问我，含有山楂的药物或者食疗方能不能长期吃。我经常给家长们推荐一些制剂，比如：消食神仙汤，里面含有山楂；楂钙颗粒，里面也含有山楂。山楂好像真的很神奇，但山楂可以长期吃吗？

虽然山楂是一种非常常见的食物和药材，但是根据孩子的具体情况，吃山楂及其制剂都是有一定疗程的。比如配合其他药物时，使用2周还是2个月，这需要根据孩子的体质判断，不能只要觉得孩子消化不良，就让孩子长期吃。为什么？因为山楂是以消肉食为主要目的的，比如我们煮牛羊肉的时候，如果煮不烂，加点山楂很容易就可以把肉煮烂了。

我在此处问大家一个问题："我们的胃是什么做的？"简单粗暴一些回答，就是"肉做的"。即使有胃黏膜的保护，长期食用山楂，对脾胃都是有损伤的。

消食神仙汤——让孩子胃口更好

山楂适量服用，对孩子消食是有作用的。在这里，就不得不说说我自创的这款"消食神仙汤"了。汤酸酸甜甜，非常好喝，可以饭后给孩子喝一小碗。

真希望孩子不生病

制作方法：大山楂丸每天用一丸，每丸 9 g，加适量的水熬煮，熬 20 ~ 30 分钟就好了。如果口感有点酸，可以加点白砂糖。这样制作的山楂汤口感特别好，不信您试试。"消食神仙汤"可以治疗孩子的厌食、食欲不振，还有腹胀。

　　关于"神仙汤"还有几点说明。

　　第一，因为我们选取的是大山楂丸，它的辅料有蜂蜜，所以 1 岁以上的孩子才能食用，1 岁以内的孩子是不能吃的。

　　第二，选的是大山楂丸，不是单纯的山楂丸。大山楂丸含有"焦三仙"（焦山楂、焦麦芽、焦神曲）的成分，更适合孩子。

　　第三，关于用量，用 3 碗水加山楂丸，熬成汤，一天分 3 次喝完，而不是一次喝完。

　　第四，注意，一定要饭后饮用。

　　第五，既然大山楂丸有"焦三仙"的成分，那么直接用"焦三仙"熬水可以吗？据我的经验，直接购买"焦三仙"，比如焦神曲、焦麦芽、焦山楂一起熬出来的水，明显没有直接用大山楂丸熬汤口感好。

　　第六，直接吃行吗？熬了以后，吸收更好，效果更好，口感也更好，孩子更爱喝。

孩子支原体感染，抗生素可别随便吃

孩子肺炎，一般都是源于支原体感染

孩子忽然出现咳嗽，越咳嗽越严重，吃不好睡不香，很多家长会担心孩子是不是得了肺炎。而儿童最常见的肺炎，一般是支原体感染引起的。

在自然界当中，我们人类能感染的支原体有三种：第一种叫肺炎支原体，第二种叫解脲支原体，第三种叫人型支原体。其中，肺炎支原体是通过呼吸道来传播的；而解脲和人型支原体是通过生殖道传播的，所以很多患有阴道炎的女性，在生产时会将支原体传染给孩子。

等到孩子大一点，如果出现呼吸道感染的症状，可以抽血化验肺炎支原体抗体，这种抗体往往在感染后至少3天才能测出来，目前全国的检测方法各异，标准并不统一，有的是1：80的滴度，有的是1：160的滴度，有的是1：320……这也造成了我们在诊断上存在一定的困难。所以，我们普通的检测只需要判断抗体是阴性还是阳性就够了。

那么，是不是感染了支原体就一定会得肺炎呢？

不一定。支原体只是一种病原菌，感染肺炎支原体以后，我们大部分只会产生简单的急性上呼吸道感染或者支气管炎。如果我们出现持续高热，并伴有剧烈的咳嗽，那就可以拍一个胸部正位片，看看是否符合支原体肺炎的表现。比如，是否出现双肺门影增重，出现间质性肺炎、支原体肺炎的表现，出现均一性的改变，以及游走性的改变。我们可以通过这些典型特征，去判断是不是肺炎支原体感染引起的肺炎。

支原体感染引起肺炎，如何治疗和护理

现在我们一般首选的就是大环内酯类的抗生素，比如说阿奇霉素、红霉素、罗红霉素、琥乙红霉素、克拉霉素、吉他霉素，这一系列的都叫大环内酯类的抗生素。

在临床当中应用最多的是阿奇霉素和红霉素。因为阿奇霉素在细胞内的浓度更高，所以往往用于咳嗽比较剧烈的孩子；对于红霉素，它在细胞外液的浓度更高，所以对于已存在发热症状的孩子更加适合。但这也不是绝对的，这是很多儿科医生的一些临床经验。出现不同的症状，选用不同的抗生素去治疗就可以了，疗程至少要 2～3 周。

至于中药，我们也可以在医生的帮助下合理地使用。有一些难治性的支原体感染，孩子服用了抗生素之后，可能仍然会持续高热和剧烈咳嗽，而且胸片也有明显的间质性肺炎的表现。这种比较严重的情况，西医一般是用抗生素再加上激素来进行治疗。其实，在这个时候辅以中药效果往往是比较理想的。

综上所述，儿童肺炎支原体感染以后根据症状对症处理即可。这种疾病在生活中非常多见，各位家长不需要太过忧心，确诊以后进行规范的治疗即可治愈。只是要注意，由于支原体容易反复，所以在康复之后还要进行观察，如果孩子出现反复的咳嗽，可能还要再次测定支原体，进行正规的治疗。

家长应该具备的常用药知识

给大家推荐一些最常见的、普适性强的、方便购买的家中常备药品。这样，即使宝宝感冒、发热、咳嗽、嗓子疼等，如果症状不太严重，或者不方便就医的情况下，父母也能做到心中有数，尽可能地帮助宝宝减缓症状。

宝宝常用退热药

常用药	适用范围
布洛芬	适用于 6 月龄及以上的发热患儿
对乙酰氨基酚	适用于 2 月龄及以上的发热患儿

宝宝常用感冒药

不同的感冒类型，适用的药物不一样。

感冒类型	家中备用药物
风寒感冒	风寒感冒颗粒、荆防颗粒、小儿午时茶颗粒（外有风寒、内有食积）、小儿柴桂退热口服液

真希望孩子不生病

感冒类型	家中备用药物
风热感冒	小儿咽扁颗粒、风热感冒颗粒、银黄颗粒、复方金银花颗粒、小儿柴桂退热口服液

注：小儿柴桂退热口服液对于风寒、风热感冒均可使用。

宝宝常用咳嗽药

咳嗽类型	家中备用药物
风寒	通宣理肺颗粒、杏苏止咳颗粒
风热	桑菊感冒颗粒（风热轻症）、四季抗病毒合剂（风热轻症）、小儿肺热咳喘颗粒（风热重症）
痰热	小儿肺热咳喘颗粒＋小儿消积止咳口服液
毒热	芩翘口服液／蓝芩口服液＋小儿消积止咳口服液
肺脾气虚	玉屏风颗粒

宝宝常用腹泻药

常用药物	功效
蒙脱石散	常用胃肠黏膜保护剂，可以有效缩短腹泻时间、保护肠道黏膜、吸附肠道毒素
口服补液盐	用于腹泻导致的脱水症状，补充电解质和水分
益生菌类药物	调节肠道菌群

需要强调的是，在选用中成药时，可以依据说明书中的药物组成来判断功效。如很多中成药药物虽然名字中具有"退热"二字，但是不能代替退热药使用，以小儿感冒退热糖浆为例，该方按西医学标准仅可作为抗病毒药物使用，中医学中则适用于风热感冒，而不是我们所理解的"退热药"。若出现 38.2 ℃以上体温，则应另服退热药物。

　　此外，对于明确的细菌感染，是必须使用抗生素的，清热解毒药是不能和抗生素画等号的，比如化脓性扁桃体炎，为链球菌感染，倘若我们不使用青霉素类或对链球菌敏感的抗生素来进行干预，宝宝是非常容易并发其他炎症的。所以中药也不能代替消炎药。

真希望孩子不生病

第六章

育儿路上的常见疑问，家长应该理性判断

本章内容

为什么不同的医生，
说法常常不一样？

生活中很多家长可能都会有疑惑，同样一个病，不管是医院还是网络科普，不同的医生经常会有不同的看法，今天这个医生说应该吃这个药，明天那个医生又给开那个药，又都说自己的最对症，家长们就有些分不清了。

其实对于同样疾病的诊断和治疗，医生之间存在差异是很正常的，尤其是中医，本身就有"同病异治""异病同治"的特点。就算是同一个疾病，由于证的不同，治法也不同。比如孩子着凉感冒了，开始我们去看病，医生可能会用些荆防败毒散之类辛温解表的药物，但小儿又为纯阳之体，风寒之邪易入里化热，这时医生会根据此时的症状开具银翘散之类清热解表的，所以有些家长就会质疑前面医生开的方子是不是不对呢？其实不然，只是疾病的不同阶段，用药当然是不同的。

医学本身就是一门专业性很强的学科，且带有一定的主观性，不是每个疾病都有同样的标准答案，针对每个患病的个体，医生对他的判断及治疗，会受个人经验、医疗条件等多种因素影响，而且医学知识的更新也是非常快的，优秀的医生既要不断在临床中积累经验，又要不断学习新的医学知识。虽然我现在以开具中药为主，但学习最新的临床指南也是我的日常。所以，当医生的说法不一的时候，到底怎样判断选择呢？是看医生年龄，还是看医生职称？抑或是看医生人气？其实都不是，而是看谁的说法更有依据。我觉得评判哪个医生的说法正确，更多是看诊断依据和用药依据是否合规，也就是疾病的诊断标准和推荐的指南用药。

其实，医生之间的意见大多数时候不会有太大的差别，如果真的有截然不同的诊治，就要问问医生的理由。就比如我们上面说到的肺炎支原体感染，可能大部分医生遇到这个病都会建议使用阿奇霉素，如果有医生建议你使用阿莫西林，你就要问下医生使用阿莫西林的依据在哪里呢？就算是使用阿奇霉素，有的医生让用三天，有的让用五天，还有的甚至让用一周或者静脉使用，这样用药的依据又在哪里呢？每个医生的角度不同，给出的意见可能产生差异。但是影响医生最后诊治的会有很多因素，包括社会、经济因素等。医生要根据当前患者病情的最佳证据，结合自己的经验和患者的意愿提供的诊治建议才是最合理的。

因此，这也是很多医生坚持做科普的目的，即让每个人都能掌握一些基本的医学知识，能够做出相对理性的判断。对于一个具体的患者，医生可以根据当前的最佳证据、指南，结合自己的经验和患者的意愿提供诊治方案。而接不接受，接受哪个，就需要患者根据自身具体情况来做选择了。

真希望孩子不生病

中医和西医，到底应该听谁的？

孩子生病了，要看西医还是中医？西医和中医到底哪个更靠谱？这个一直是家长们经常争论的问题。中医、西医各有特点。

西医学：病因治疗、对症处理

西医的基本路径是，首先找到疾病的发病原因，比如上呼吸道感染，先要查清楚是细菌还是病毒感染，然后对因治疗。如果找不到原因呢？比如一个咳嗽的小朋友来就诊，做了很多检查（如血常规、支原体、衣原体、胸片、肺功能等），全都正常，怎么办呢？那只能出现了什么症状，就帮忙缓解，但是效果往往达不到家长的预期。

中医学：整体观念、辨证论治

那么，中医学的本质是什么呢？中医学治疗的本质在于整体观念、辨证论治，也就是根据身体的状况（通过症状、舌苔、脉象来判断），调节全身功能，辨别证型，辨清疾病的本质，从而分证施治。

比如小儿咳嗽，我们大多会认为是呼吸道局部的炎症（如支气管炎、肺炎等），但中医学则会从整体来判断。拿中医学里的痰湿咳嗽来说吧，中医认为脾为生痰之源，肺为储痰之器，脾胃运化不好，就会上逆作咳，故止咳在于健脾祛痰。尤其是小患者，脾胃功能并未发育完善，从脾胃论治往往能起到意想不到的效果。

西医、中医各有优势

我的观点是："中医不应当抵触西医，西医也不应当诋毁中医。"它们本来就是两种不同的科学体系！

在实际运用中，我们可以结合西医和中医各自的优势。以西医的角度去查清病因，是非常关键的。比如细菌感染、支原体感染等，中医药就没有特效的方法，需要用西药来治疗。但西药中的抗生素（尤其是大环内酯类抗生素）对消化系统影响很大，这时，我们选用中药就可以提高患儿的消化功能，从而事半功倍。

当然，中医和西医也有道理上相通的地方。比如，当出现发热（尤其是高热）时，西医所选用的叫解热镇痛药（如阿司匹林），中医所选用的叫解表发汗药（如麻黄），都以发汗退热为主线，但中药的发汗作用肯定不如西药了。

再举一个中医上的例子，有些患儿发热时间长，西医学做了很多检查都正常，使用抗细菌及抗病毒药物治疗后，没有明显的效果。中医看了之后发现其舌苔黄、厚、腻，舌质红，认为是热邪半表半里的少阳证，选用小柴胡汤加减治疗很快就痊愈了。所以无论中医还是西医都应当以疗效论英雄。

给家长的"孩子疫苗"全面指导

因为现在我们国家疫苗有一类、二类之分，所以很多的家长特别纠结，不知道自费疫苗（二类疫苗）到底应不应该打。

我们先来了解一下这两类疫苗。

目前，适龄儿童可免费接种的疫苗即一类疫苗为 11 种，包括卡介苗、脊髓灰质炎疫苗、乙肝疫苗、百白破疫苗、白破疫苗、麻风疫苗、麻腮风疫苗、A 群流脑疫苗、A 群 C 群流脑疫苗、乙脑疫苗、甲肝疫苗。接种后，预防的传染病可达 12 种，包括结核病、乙型病毒性肝炎、脊髓灰质炎、百日咳、白喉、破伤风、麻疹、风疹、流行性腮腺炎、流行性脑脊髓膜炎、流行性乙型脑炎、甲型病毒性肝炎。

目前所使用的二类疫苗分为两种情况：一种是含一类疫苗成分的二类疫苗，比如进口乙肝疫苗、乙脑灭活疫苗、五联疫苗、甲乙肝疫苗、AC 流脑结合疫苗等；另一种是其他二类疫苗，比如狂犬病疫苗、水痘疫苗、流感疫苗、13 价和 23 价肺炎疫苗、EV71 型灭活疫苗、轮状病毒疫苗、b 型流感嗜血杆菌结合疫苗（Hib）、二价 HPV 疫苗、伤寒疫苗、霍乱疫苗等。

对于二类疫苗是否要接种，大原则是，如果经济条件允许，孩子又没有接种二类疫苗的禁忌证，那就尽量接种。疫苗给孩子健康带来的保护，远远大于需要付出的金钱和可能存在的风险。

那么，二类疫苗和一类疫苗之间有什么联系呢？因为目前我国还没有去帮大家承担所有的疫苗接种费用的政策，因此就出现了一类疫苗和二类疫苗，也就是免费疫苗和自费疫苗，或者叫计划内疫苗和计划外疫苗。目前的二类疫苗，不一定永远都是二类疫苗，比如说在 2007 年之前，甲肝的疫苗属于二类疫苗，但是到了 2007 年以后它就变成了一类疫苗，我们可以按照要求免费注射了。

总之，一类疫苗和二类疫苗，并不是在疫苗效果上有差异，而主要是免费和自费之分。经济条件允许的情况下，我建议给孩子更多的呵护、更多健康的保障。

根据风险，针对目前的二类疫苗，我给大家一个接种排序，仅供参考。

第 1 个是 b 型流感嗜血杆菌结合疫苗。

第 2 个是肺炎疫苗。

第 3 个是水痘疫苗。

第 4 个是手足口病疫苗。

第 5 个是轮状病毒疫苗。

第 6 个是流感疫苗。

我们可以根据这个顺序，根据家里的经济情况来排序选择。

1. b 型流感嗜血杆菌结合疫苗

其简称 Hib 疫苗，用于所有 6 周龄以上婴儿的主动免疫，以预防 b 型流感嗜血杆菌引起的疾病。但不能用于预防其他类型流感嗜血杆菌引起的疾病，也不能预防其他微生物引起的疾病。它主要分为单独 b 型流感嗜血杆菌结合疫苗和四联、五联疫苗。很多家长看到这个疫苗的名字里有"流感"两字，总以为这就是预防流感的疫苗，其实 Hib 疫苗和流感疫苗分属两个种类，是完全不同的。

流感嗜血杆菌容易诱发儿童肺炎和脑膜炎，此外还会增加骨髓炎、败血症、会厌炎的发病风险。世界卫生组织的调查结果显示，每年全球有 300 万流感嗜血杆菌诱发的严重感染病例，4～18 个月的婴幼儿是高发人群。我国目前的 Hib 疫苗既有单独的，也有四联、五联综合了其他疫苗的（一次接种，同时获得多种免疫）。这里需要注意的是，这类病高发年龄是 4～18 个月，所以越早接种才越有意义，让孩子尽早获得免疫能力。

2. 肺炎链球菌疫苗

一般分为 23 价多糖疫苗和 13 价结合疫苗。两种疫苗的制作工艺不同。23 价多糖疫苗对婴幼儿无效，对儿童和成年人的免疫效果也一般，而且维持的时间短。而 13 价结合疫苗可以用于全部人群，免疫效果好，维持时间长。理论上，23 价多糖疫苗提供的保护要更多一些，但不建议 2 岁以上免疫功能不好的幼儿接种。世界卫生组织大力推荐儿童接种 13 价结合疫苗，越早接种，受益越大。

3. 水痘疫苗

水痘疫苗上市几十年，安全性和有效性都是经过长期验证的。水痘疫苗一般适合 1 岁以上孩子接种，可以有效预防 90% 以上的水痘发病。注射疫苗后的孩子，即使以后得了水痘，症状也比那些没有注射过的孩子轻。此外，水痘疫苗不仅可以最大限度地保护儿童免于感染水痘，还能有效降低成年后得带状疱疹的概率。在这里还要给大家说一点的是，带状疱疹虽然不会传染给成年人，但是容易传染给儿童，尤其是未接种水痘疫苗的小宝宝。所以，在此也提醒一句，如果家里有大人得了带状疱疹，一定要和孩子做好隔离。

4. 手足口病疫苗

手足口病疫苗主要是针对会引起重症手足口的 EV71 病毒所研制的疫苗。很多得了手足口病孩子的家长会很疑惑：为什么我们接种了手足口病疫苗，还是会感染呢？就是因为手足口病疫苗只是单独预防了重型的手足口，对其他轻型的手足口并没有预防作用。手足口的高发年龄在 5 岁以下，目前没有特效药可以治疗，大多数是可以自愈的，但是一旦感染了 EV71，发生重症的概率就会增高，严重时还会有生命危险，所以学龄前儿童接种手足口病疫苗还是很有必要的。

5. 轮状病毒疫苗

轮状病毒疫苗主要就是针对容易感染轮状病毒的婴幼儿。2019 年，我国上市了五价轮状病毒疫苗，除特殊禁忌证外，建议所有适龄儿童接种，年龄较大的儿童不建议再接种。轮状病毒感染本身就具有自愈性，一般情况下 1 周左右就可以自愈，这期间家长只要做好护理，补充足够水分，预防脱水即可。

轮状病毒疫苗并不能预防所有轮状病毒的病毒亚型，但可以肯定的是，接种了疫苗的患儿即使感染了轮状病毒，症状也会比其他孩子更轻一些。

6. 流感疫苗

一般是在每年 10 月左右，各地防疫站开始提供流感疫苗的接种服务。流感疫苗会根据最近几年流行病毒株的种类，经过综合分析之后确定疫苗的预防成分。因此，流感疫苗的效力只有不到 1 年时间，待第二年 10 月又会有新的流感疫苗可供注射。如果经济条件允许，其实建议各个年龄段的人接种流感疫苗，最近几年流感传播越来越迅猛，家庭中一人感染，全家人都跟着遭殃。

但是需要注意的是，流感疫苗只对部分病毒引起的流感有效，对普通感冒并没有预防作用。即便接种了流感疫苗，对流感的免疫也不是 100%，但是患病后症状会比那些没有接种的轻很多，康复也会快些。

给孩子接种疫苗还要注意哪些事项？

接种前

疫苗有规定的禁忌证，属于下面情况的孩子不能进行疫苗接种。

（1）未控制的癫痫、脑病、进行性神经系统疾病。

（2）急性传染病患病期间或慢性传染病急性发作期。

（3）有严重心、肝、肾疾病者。

（4）过敏体质患儿。

并不是所有疾病都不适合接种疫苗，2021 年 3 月，中华人民共和国国家卫生健康委员会发布的《国家免疫规划疫苗儿童免疫程序及说明（2021 年版）》明确了不属于疫苗接种禁忌证的情况，摘录如下。

（1）生理性和母乳性黄疸。

（2）单纯性热性惊厥史。

（3）癫痫控制处于稳定期。

（4）先天性遗传代谢性疾病（先天性甲状腺功能减低症、苯丙酮尿症、21– 三体综合征等）。

（5）病情稳定的脑疾病、先天性心脏病、先天性感染（梅毒、巨细胞病毒和风疹病毒）等。

接种后

疫苗不是接种之后就万事大吉了，还需要注意孩子的反应。

（1）观察接种部位是否出现红肿：接种部位出现硬块是正常现象，这是因为疫苗中的某种成分暂时还没有被身体吸收，如果出现红肿并长时间未消退或短时间硬结化脓、溃疡，则需要就医检查。

（2）注意监测孩子的体温，看孩子是否发热：接种疫苗后孩子如果出现低烧，属于接种后轻微反应；若出现高烧，或伴有呕吐、腹泻、皮疹、呼吸异常等情况，则考虑为接种后的不良反应。

（3）疾病类似反应：由于疫苗是模拟病原体入侵，所以在接种疫苗后也有可能出现疾病类似表现。如接种麻疹疫苗后，部分孩子会出现发热、皮疹等症状。

正常情况下，疫苗的反应会在接种后 2 ～ 3 天逐渐消失。如果红疹较为广泛，或者有严重过敏现象，应立即就医。

经常会有家长来医院咨询一些特殊的儿童，譬如哮喘的患儿，有热性惊厥、癫痫病史的儿童，有感染性疾病的患儿等，究竟能不能接种疫苗。由于预防接种在保障儿童健康中起到十分重要的作用，合理地把握不同健康状态下儿童的预防接种策略，是临床必须面对的现实。参考《中国实用儿科杂志》"特殊健康状态儿童预防接种专家共识"系列文章，给大家做一个总结。

（1）哮喘的缓解期（长期维持吸入哮喘药物包括低剂量吸入型糖皮质激素）且健康情况较好时，应按免疫规划程序进行预防接种。

以往麻疹—流行性腮腺炎—风疹疫苗（MMR）来自鸡胚，对蛋类食物过敏的哮喘儿童，接种 MMR、流感疫苗有发生严重过敏反应的风险。目前 MMR 疫苗来自鸡胚成纤维细胞，发生不良反应的风险明显降低。

真希望孩子不生病

如对蛋类严重过敏的哮喘儿童，可在有抢救设备的场所和医务人员的监护下接种。

暂缓接种的情况：在哮喘急性发作（出现喘息、咳嗽、气促、胸闷等症状），尤其是全身应用糖皮质激素时（包括口服和静脉给药）应暂缓接种。根据美国免疫顾问委员会（ACIP）的建议，停止全身应用糖皮质激素1个月，可正常接种。

（2）食物过敏的儿童可以按免疫程序正常接种。有蛋类严重全身过敏反应史的儿童，应在医疗机构监护下接种流感疫苗。食物过敏的急性反应期（如并发哮喘、荨麻疹等）或接种部位皮肤异常（湿疹、特应性皮炎等），应暂缓接种。

禁忌接种：对蛋类过敏者禁忌接种黄热病疫苗。

（3）有热惊史的可以接种疫苗。对于单纯性热性惊厥，或非频繁性发作的热性惊厥（半年内发作＜3次，且1年内发作＜4次），既往没有惊厥持续状态（持续惊厥超过半小时），本次发热性疾病痊愈后，可按免疫程序接种各类疫苗，建议每次接种1剂次。对于复杂性热性惊厥，或短期内频繁惊厥发作（半年内发作≥3次，或1年内发作≥4次），建议专科门诊就诊，暂缓接种。

（4）有癫痫的孩子，6个月及以上未发作的癫痫患者（癫痫已控制），无论是否服用抗癫痫药物，都可以接种所有疫苗。有癫痫家族史者也可以接种疫苗。近6个月内有癫痫发作的患者暂缓接种。

（5）中度和重度的急性感染性疾病，包括肺炎、脑炎、脑膜炎、心肌炎、严重腹腔感染、严重泌尿系统感染等，此类疾病患儿在疾病好转前暂缓接种疫苗。在疾病好转期，如有疫苗接种需求，建议前往免疫接种咨询门诊评估情况，决定是否接种。疾病完全恢复后，可以接种疫苗。

孩子需要吃打虫药吗?

我想这是很多家长都很关心的问题,还有些家长经常到医院给孩子去查粪便,看有没有蛔虫卵,我们往往会发现很难查到。那么,如何通过其他方面去判断孩子肚里有没有虫,需不需要吃打虫药呢?

今天我告诉大家中西医结合的判断方法。

①晚上睡觉磨牙。

②便常规。

③血常规。

首先,如果孩子磨牙比较厉害,我们不妨在睡前给孩子喝 5 ~ 10 mg 的红醋。如果说,在喝了红醋的当晚不磨牙,就要考虑是有蛔虫。如果能在便便当中明确看到虫卵,说明孩子肚子里是有虫的。如果孩子经常挠屁股,尤其是晚上睡觉的时候爱挠,爸爸妈妈可以在凌晨的时候看下孩子肛门周边,检查是否能看见蠕动的虫卵。

其次,最简单和最直接的确认办法,就是化验大便——留存孩子 1 小时内的新鲜大便,送去做便常规,检查是否有虫卵。虫卵排出是间歇性的,即使有蛔虫,也不是每次都能通过化验查到。如果化验没有虫卵,家长又不放心,建议连续化验 3 天的大便,大部分能揪出来!

最后,我们可以查孩子的血常规。如果孩子的血常规反复出现嗜酸性粒细胞增高,在排除过敏的情况下,就要考虑蛔虫感染。

真希望孩子不生病

如果出现以上这些症状和检查结果，我们就应当考虑去给孩子服用打虫药。

阿苯达唑是目前医生最常开的打虫药。它能杀灭虫卵，用于治疗蛔虫、蛲虫、鞭虫、钩虫等多种肠道寄生虫感染。

儿童服用驱虫药有哪些注意事项呢？

（1）世界卫生组织推荐：2 岁以下的孩子，肝脏发育尚不完全，无须驱虫；2 岁以上确认有虫的孩子，可以进行驱虫治疗。

（2）驱虫药服用时间：驱虫药建议最好是在晚上睡觉前或是空腹时服用。

（3）用量遵医嘱：没见虫排出，也不要擅自加大药量，一般驱虫药在服药后的 2 ～ 4 天才会有虫体排出。用量要遵医嘱。

哪些食物真正能提高孩子的免疫力？

孩子只要得病，在询问医生原因时，家长往往会听到医生说一句："可能是孩子最近免疫力有点差吧。"

增强免疫力，是孩子预防疾病，保证身体健康成长的基础。那么，吃哪些食物才能提高孩子的免疫力呢？

家长们总寄希望于有神奇的东西，一吃就能护体，保证孩子不再生病。其实，提高孩子的免疫力，在饮食上只有一条建议：那就是膳食平衡！因为合理的营养搭配饮食是完善免疫力的基本要求。1岁以下的婴儿以奶类食品为主食，坚持母乳喂养很重要。大点的孩子，饮食应注意多品种多变化，做到主副食、粗细粮、荤与素的合理搭配，适当多吃蔬菜和水果，保证蛋白质、矿物质、维生素和微量元素的摄入，并注意做到低盐、低脂、低糖。膳食提高机体免疫力，不可能通过多吃几种食物做到，免疫力的水平与日常的营养平衡关系更为密切。多种营养素都与儿童的抗病能力密切相关，全面营养，食物多样才是基础。

孩子的饮食中，不可或缺的食物类型

1. 富含优质蛋白质的食物

蛋白质在人体中随处可见，比如，在人体的内脏器官中，各个组织、

真希望孩子不生病

细胞中，人的血液、骨骼、牙齿、肌肉，甚至头发中，都存在蛋白质。人体的各个细胞和组织里边都含蛋白质。比如咱们身体里的白蛋白、血红蛋白、球蛋白等，都是由蛋白质组成的。

如果蛋白质不足，就容易导致身体的抵抗力降低，各种传染病也就容易袭击我们的身体。在呼吸道疾病高发的季节，要想增强免疫力，提高我们的抗病能力，千万不能忽视从食物中摄取充足的蛋白质。

蛋白质的来源有两大类。一类是动物性蛋白质，另一类是植物性蛋白质。动物性蛋白质包括各种肉类、蛋类、奶类，还有鱼、虾等水产类。其中，奶类是最理想的蛋白质来源。还有一些植物性蛋白质，它们主要存在于米、面这些粮食中。其中豆类的蛋白质含量是最高的，比如黄豆，它的蛋白质含量是鸡蛋的 2～3 倍，所以咱们平时一定要多吃一些豆制品，如豆腐、豆浆、豆芽，这些豆制品对于增强免疫力可是大有好处的。

2. 碳水化合物

儿童的生长发育和体内各项生理活动都离不开能量支持，碳水化合物是能量的主要来源。为保证机体免疫功能的正常运转，应保证足量碳水化合物的摄入，比如米饭、面条等都是碳水化合物的主要来源。

土豆、红薯、山药和芋头等都是富含碳水化合物的食物，且富含钾、维生素 B_1 和膳食纤维，在维持机体免疫中发挥重要作用。因此，碳水化合物并非完全来自米、面等食物，还可以用薯类代替一半或 1/3 的主食。

3. 蔬菜水果

特别要注意摄入深绿色蔬菜（如西蓝花、菠菜、芥蓝和芦笋）。很多深绿色蔬菜中，都含有丰富的叶酸、维生素 C 等，叶酸是免疫物质合成所必需的因子。除绿叶蔬菜外，草莓、橙子和猕猴桃等水果富含维生素 C。维生素 C 可支持先天和适应性免疫系统的各种细胞功能，有助于免疫防御。

　　橙黄色食物（如胡萝卜、南瓜和玉米）富含胡萝卜素，后者可在体内转化为维生素 A。维生素 A 又被称为抗感染维生素，能够增强各个组织器官对于外界病菌的防御能力，从而降低感冒、腹泻、过敏等疾病的发生率。

4. 充足的维生素 D

　　维生素 D 也是提高免疫力，预防感染性疾病发生的重要营养素。研究发现，机体维生素 D 水平 < 50 nmol 时，上呼吸道感染的危险度增加 70%。补充维生素 D，可降低感染发生率，且每日小剂量补充比间隔 1 ～ 3 个月大剂量补充效果好 3.5 倍。

　　因此，不要奢望有什么神奇的食物或者保健品能真的提高孩子免疫力，保证孩子不生病。均衡膳食，加强锻炼，才是儿童真正的盔甲。

真希望孩子不生病

微量元素需要检测和特意补充吗？

关于微量元素的相关问题也是我们临床上经常被咨询的。事实上，国家卫生健康委员会 2013 年就规范了微量元素检测，在《关于规范儿童微量元素临床检测的通知》（以下简称《通知》）中明确指出：根据儿童的临床症状，可以开展有针对性的微量元素检测，但要规范取血技术流程、仪器设备。非诊断治疗需要，各级各类医疗机构不得针对儿童开展微量元素检测。不宜将微量元素检测作为体检等普查项目，尤其是对 6 个月以下婴儿。

但是，还会经常有人来问到底要不要检查，或者直接发微量元素的检测结果给我看。我认为，不是特别需要，孩子一般不需要查微量元素。

那什么是微量元素？

简单来说，孩子的生长发育主要依赖于蛋白质、碳水化合物、脂肪这三大营养元素。除此之外也有一些占比很小（占人体总重量的万分之一以下）的微量元素。比如，人体必需的铁、锌、铜、碘、硒、钼等；具有潜在的毒性，但在低剂量时可能具有人体必需功能的氟、铅、汞、砷、铝、锡等。微量元素的检测结果异常，不能作为体内微量元素缺乏临床诊断的唯一标准，也不能仅因此就给予补剂治疗，它只能作为医生的参考之一。

什么样的孩子需要做微量元素检查？

其实国家卫生健康委员会的《通知》写得很明确了：根据儿童的临

床症状，可以开展有针对性的微量元素检测；只有极个别真正存在吸收、利用障碍的孩子，比如早产儿、某些先天性遗传病患儿，或者存在不明原因的慢性腹泻、反复呼吸道感染、发育迟缓、严重偏食、挑食等症状的孩子，经专业儿科医生评估后，才有可能需要进行微量元素检测。如果孩子没有以上异常症状，不需要查微量元素。

那么医生是如何判断孩子是否缺锌、缺钙的呢？

目前，国际上对于微量元素的检测结果并没有明确统一的标准，并不能说某个数值就一定是有问题或者正常的。

在临床上，如果医生需要确诊某个元素是否异常，不会只看单一的检测结果，还会结合一些间接的指标，并结合其他临床症状来判断。例如，判断孩子是否缺钙，会结合体内维生素 D 的含量、饮食习惯和饮食结构、生长曲线等综合考量；判断孩子是否缺锌，除了参考血清（浆）锌的数据，还要根据孩子的饮食、是否有其他生病的状况；判断孩子是否缺铁，会参考血色素水平和血清铁蛋白的含量。

因此，需不需要补微量元素，仍然需要儿科医生结合临床情况综合评估和判断，至于是否需要进补、补多少，则应该由医生来决定。

真希望孩子不生病

如何给孩子补钙?

孩子到底该不该补钙?

随着《中国儿童钙营养专家共识（2019 年版）》的发布，所有关于补钙的问题也就迎刃而解了。

对于孩子家长来说，应了解哪些内容呢? 我为大家总结如下:

首先，什么是钙?

钙是人体内含量最丰富的矿物元素，几乎所有的生命过程均需要钙的参与，钙同时又是骨骼、牙齿的主要矿物成分，与人体骨骼健康关系密切。

其次，缺钙会对孩子造成怎样的危害?

缺钙可导致佝偻病（各种骨骼畸形），影响儿童正常生长发育，尤其是身高的影响，还会影响人体最大骨峰值的形成。而峰值骨量的形成、维持时间、下降过程与骨健康密切相关，早期的钙营养对人体最大峰值骨量的形成至关重要，钙缺乏影响最大峰值骨量的形成，并对以后的骨健康造成终身危害。

孩子能做哪些检查判断有没有缺钙?

1. 血清钙检测（微量元素）

理论上讲，该指标稳定性很高，但通常不作为钙营养检测的指标。

2. 尿钙检测

快速生长期的儿童，因摄入钙大多被利用，尿钙水平难以反映钙营养状况。

3. 离子钙测定

离子钙检测主要是以检测身体电解质改变为目的的，由于含量极少，对其检测不是营养意义上的钙营养检测。

4. 骨碱性磷酸酶

可作为营养性佝偻病的早期诊断指标。

5. 骨密度检测

具有快速、准确、放射性低及高度可重复等优点，被认为是评估人体骨矿物质含量而间接反映人体钙营养状况的较理想指标，在临床诊断和治疗骨质疏松的应用方面已得到世界性的认可。

从哪些食物中可获取钙？

奶类是儿童期主要的钙源，也是最好的钙源。婴儿期要鼓励母乳喂养，并给予乳母适量的钙剂补充。婴儿期后要坚持每日一定量的奶制品供给。

根据中国营养学会发布的《中国居民膳食指南》，6 个月以内儿童纯母乳喂养，需要的钙可以从母乳中获取；6 ～ 12 个月儿童，每日奶量应达 600 ～ 800 mL；1 ～ 3 岁儿童每日奶量不少于 600 mL；学龄前儿童每

真希望孩子不生病

日奶量为 400 ～ 500 mL；学龄儿童每日奶量为 300 mL。

豆类食品含钙量丰富且吸收较好，是除奶类食物外的又一补钙食物，绿叶蔬菜也有一定的含钙量，但吸收相对较差。

1. 钙的正常所需量

孩子 1 岁内体内钙来源主要基于母乳中的含钙量，而 1 岁后主要基于钙代谢平衡实现。

按照《中国居民膳食营养素参考摄入量（2013 年版）》的要求，不同年龄段的孩子适宜的单日钙摄入量为：

0 ～ 6 个月：200 mg/d。

7 ～ 12 个月：250 mg/d。

1 ～ 4 岁：600 mg/d。

5 ～ 7 岁：800 mg/d。

8 ～ 11 岁：800 mg/d。

11 岁以上：1000 mg/d。

2. 市面上各种钙的剂型特点

碳酸钙颗粒：含钙量 40%，易溶于水，为淡柠檬味。

碳酸钙 D_3 颗粒或片剂：含钙量 40%，难溶于水，为咸味或无味。

碳酸钙片剂：含钙量 40%，难溶于水，为咸味或无味。

葡萄糖酸钙（口服液）：含钙量 9%，易溶于热水，微甜。

醋酸钙（冲剂）：含钙量 25%，极易溶于水，醋酸味。

乳酸钙（片剂）：含钙量 13%，极易溶于热水，乳酸味。

综上所述，应给孩子选择含钙量高、口感好、易吸收的钙。

3. 孩子补钙注意事项

蛋白质、磷肽可以促进钙的吸收。尤其是从酪蛋白水解酶分解出的磷肽，可以隔绝钙等阳离子，防止其与肠道内阴离子（如磷酸根离子）结合产生沉淀，使钙一直维持可溶状态，利于钙的扩散作用，故补钙时最好有蛋白质的摄入。

植酸、草酸、鞣酸可与钙结合为难溶性复合物，减少钙的吸收。缺乏奶制品的高纤维膳食，钙的吸收也受到影响，故补钙时不要与富含植酸、草酸、鞣酸、高纤维的膳食同时进餐。

补钙的同时应注意促进钙吸收和钙代谢的维生素 D、维生素 K_2 的补充，以及微量营养素铁、锌的补充。

乳糖有利于促进钙的吸收。

维持长期充足的钙摄入可以增加骨密度，较短期大剂量的钙剂补充效果更好。

宝宝"枕秃"真的是缺钙吗？

看到自家宝宝后脑勺出现一圈秃发，即所谓的"枕秃"，不少家长会怀疑：宝宝是不是得了佝偻病或者缺钙了呀？要不要给宝宝补点钙？

对此，我们医生表示，"枕秃"是佝偻病的一个非特异性症状，不能光靠"枕秃"就判断宝宝得佝偻病了。

我们知道佝偻病常见于 3 岁以下的婴幼儿。一般来说，在佝偻病初期，宝宝会出现睡眠不安、烦躁、夜惊、多汗等表现，因烦躁和汗水刺激，宝宝在睡觉时便来回摇头，摩擦枕部，于是与枕头接触的后脑勺便出现了一圈"枕秃"。不过，当宝宝有"枕秃"时，未必一定就患有佝偻

真希望孩子不生病

病，还应结合临床症状和平时的喂养情况，并根据骨代谢、骨密度、营养元素等检查结果综合分析再行诊治。

这是因为，在非疾病情况下，宝宝也可能出现不同程度的"枕秃"，这与汗水的刺激有一定的关系。小宝宝的新陈代谢比较旺盛又活泼好动，支配汗腺的交感神经比较兴奋，比较容易出汗，特别是刚入睡的半小时内出汗较多。汗液刺激其头部皮肤，又不会翻身，只能用头来回蹭，时间久了便出现了"枕秃"。这种情形随着宝宝长大、会翻身之后便可慢慢消失。

总之，宝宝出现"枕秃"，不一定是严重缺钙引起的，需要结合其他因素综合判断。

如何给孩子补锌?

锌是人体必需的微量元素，人体的每个组织和器官里都有锌。同时，锌又是大脑膜中含量最高的微量元素，它能保护各种系统并影响膜结合酶的活性。

缺锌有哪些表现?

实际上，不同年龄儿童及青少年的锌缺乏症状在临床表现上存在差异。

新生儿、婴儿、幼儿及学龄前儿童，锌缺乏时表现为多发认知能力受损，行为及情绪改变等症状，如注意力缺陷多动、精神萎靡等，严重锌缺乏时可见肢体或口周的皮损；学龄期儿童锌缺乏则易出现脱发、生长迟缓、睑结膜炎和反复感染（如反复感冒、肺炎、腹泻）等；青春期青少年锌缺乏症可出现性成熟延迟。

当然我们常提及的食欲缺乏也是锌缺乏的临床表现。同时，孩子也可能出现异食癖，如喜欢吃泥土、墙皮、纸张、煤渣或其他异物。这些都有可能是缺锌的表现。

真希望孩子不生病

怎样诊断锌缺乏?

锌缺乏症的诊断主要是依据患儿是否具有高危因素，以及根据其实验室检查、临床表现等各方面综合评估。

1. 实验室检查

血清锌是目前常用的实验室检查指标（10 岁以下儿童血浆 / 血清锌的下限值定为 65.0 μg/dL ）。需要注意的是，该检测方法对轻度锌缺乏症敏感性低；其次，检测结果易受多种因素影响，如急慢性炎症反应、检测时间点、样本采集和处理方式等。

此外，血清碱性磷酸酶在缺锌时下降，补锌后上升，故检测血清碱性磷酸酶活性可有助于反映婴幼儿的锌营养状态。

2. 临床表现

医生如果发现患儿反复感染、腹泻，或生长缓慢等情况时，一般会咨询患儿的饮食情况，若发现存在进食肉类膳食极少的情况，则大致可能存在锌缺乏。家长也要注意，如果孩子出现以上情况，要考虑孩子可能出现缺锌，尽快带孩子到医院检查。

如果实验室检查血清（浆）锌处于正常下限或低于正常水平，则进一步证实锌缺乏（有些学者认为正常血清锌情况下也可能存在缺锌）；此外，高度怀疑儿童锌缺乏时，考虑尝试补充锌元素 2 周，若各种症状明显改善，则回顾性诊断为锌缺乏。

如果孩子缺锌，怎么补充？

治疗锌缺乏的口服剂量为锌元素 0.5 ～ 1.5 mg/（kg·d），最大量每日为 20 mg，疗程 3 个月，轻症者可缩短疗程。

孩子出现严重缺锌，可给予静脉补锌。若高危因素和典型缺锌表现持续存在，可以用 5 ～ 10 mg/d 的锌元素长期口服。

常用补锌药物见下表，优先选用易溶于水、易于吸收、口感较好、成本较低的补锌药物。一般低锌所致的厌食症、异食癖会在补锌 2 ～ 4 周见效；由于缺锌造成生长落后的，会在 1 ～ 3 个月见效。补充锌剂的同时，应注意监测血浆锌、铜、铁，同时观察疗效与不良反应。

锌剂大类	锌剂具体类型及其特点
无机锌	硫酸锌、氯化锌、硝酸锌等，这类锌吸收利用率低，约7%，而且胃肠道反应大。
有机锌	葡萄糖酸锌、甘草锌、醋酸锌、柠檬酸锌、氨基酸锌、乳酸锌等。这类锌吸收利用率高，约14%，胃肠道反应小，但有一定不良反应。
生物锌	富锌酵母等，这类锌吸收利用率最高，约30%，对人体刺激最小，不良反应最小。

值得注意的是，微量元素之间的相互作用会影响锌的生物利用度和吸收。如植酸、钙剂、铁剂等会降低锌的吸收，而组氨酸、蛋氨酸等一些氨基酸会增加锌的吸收。因此，如果孩子缺锌比较严重，要给孩子补锌，最好不要和铁、钙制剂同时补充。

真希望孩子不生病

如何给孩子补铁？

铁元素是构成人体必不可少的元素之一，缺铁会影响到人体的健康和发育。铁，是一种人体必需的微量元素，它可参与体内氧的运送，维持正常的造血功能，具有非常重要的意义。当机体缺铁发展到一定的程度就会发生缺铁性贫血。

缺铁性贫血的几大信号

儿童、青少年：身高发育缓慢；食欲降低、体力下降；注意力分散、记忆力障碍、学习能力降低。

成人：头晕，心悸，容易疲劳乏力；工作能力下降；面色、皮肤苍白，口唇、眼睑较明显。

孩子缺铁性贫血需要哪些检查呢？

如果怀疑孩子是缺铁性贫血，建议尽早去医院做血常规检查，简单的方法之一是看血红蛋白浓度是否低于正常值。

如果结果如下，就属于缺铁性贫血。

6 岁以下的孩子：血红蛋白＜ 110 g/L。

6 ～ 14 岁：血红蛋白＜ 120 g/L。

成人轻度贫血：男性血红蛋白＜ 120 g/L；女性血红蛋白＜ 110 g/L。

成人中度贫血：成人血红蛋白＜ 90 g/L。

成人重度贫血：成人血红蛋白＜ 60 g/L。

如果宝宝缺铁了，如何补铁呢？

如果是轻度贫血，最靠谱的是食补。

尤其是小宝宝，因为婴儿从母体获得的铁在 6 个月内已基本用完。宝宝满 6 个月添加辅食后就需要更多地从食物中获取铁，如强化铁的婴儿米粉、肉泥等。

食补不能解决的就需要补充铁剂，铁剂主要分为无机铁和有机铁两种。

无机铁主要是硫酸亚铁，对胃肠道的刺激较大，很容易引起宝宝胃肠道不适，铁锈味也比较重，绝大多数宝宝会很明显地排斥。

有机铁的胃肠道副作用较小，吸收率较高。传统有机铁主要有琥珀酸亚铁、乳酸亚铁、葡萄糖酸亚铁、富马酸亚铁、焦磷酸铁等。

近年来又推出一种新型有机铁，如甘氨酸亚铁（也叫氨基酸铁）、乙二胺四乙酸铁钠（又叫 EDTA 铁钠）和氢氧化铁聚麦芽糖化合物。这三者对胃肠道几乎没有刺激，口味上也几乎没有铁锈味，而且不受膳食因素的干扰，吸收率可以达到 10% 左右（普通无机铁吸收率仅为 4% 左右），可以说是目前补铁效果最佳的产品。

从类型上，当然不假思索地优先推荐新型有机铁啦。如果没有太合

真希望孩子不生病

适的产品，传统有机铁也是可以的。最后，才选择无机铁的产品。

铁剂补充注意事项

最后来说一说服用铁剂的注意事项。

（1）建议在两餐间服用，从小剂量开始，以免不适应，因为开始服用时人体的排斥感较强。

（2）避免与膳食纤维丰富的食物、蛋黄、母乳/配方奶一起吃，可能会影响铁吸收（但小月龄只能加在奶里）。

（3）服用铁剂的同时可以吃点维生素C（滴剂），或是富含维生素C的蔬菜水果，促进铁的吸收。（要一起吃哦！铁剂和维生素C手拉手，效果更好！）

（4）服用铁剂也要同时注意食补。保证每天都有红肉、动物肝脏和血制品（每周1～2次）的摄入。植物性食物中豆类、菌藻类、绿叶蔬菜也有一定的非血红素铁。

以上就是关于微量元素的一些小知识。

什么情况下，需要让孩子切包皮呢？

在门诊上经常会遇到一些男童出现尿急、尿痛、尿不净等症状，很多都是因为包皮惹的祸，包皮本来是用来保护龟头的，但是如果过长，或者是出现包茎，就会给孩子带来一些不适的症状。

那怎样判断孩子到底是不是包茎呢？

一般 3 岁前男童的包皮将龟头包住，这种属于生理性包茎，3 岁后会逐渐消失。若 3 岁后包皮仍包住龟头，但向后拉包皮时可以露出龟头，则为包皮过长。但是过了 3 岁包皮仍无法回缩露出龟头时，就是"包茎"了。

1. 包皮过长和包茎一定要手术吗？

当然不一定了，因为小男孩的包皮过长、包茎会影响生殖器的发育甚至影响将来结婚生育，所以很多家长就会着急带孩子做包皮手术。其实单纯包皮过长的小儿一般不需手术治疗，应在成年后视个人情况再决定是否需要进行治疗。

对于包茎的治疗，也可以先选择保守治疗，一般包茎的治疗应在 3 岁后开始，首先可以进行翻包皮训练：让儿童保持站立姿势，拇指和食指握住阴茎体的 3 点和 9 点钟方向，中指握住阴茎体的 6 点钟方向，三个指头协同用力，将包皮向耻骨方向推送，待包皮完全绷紧后维持半分钟。做完以上动作，及时让包皮复位。操作过程中一定不能使用暴力，否则易造成包皮的裂伤出血，所以还需要小朋友高度地配合。包皮上翻训练起效快的，1个月；慢的，需要1年甚至更长时间。但只要每天坚持按以上手法操作，就会看到成效，这是我们常用的保守治疗方法。

2. 什么时候适合做包皮手术呢？

大多数包皮过长患者通过非手术治疗及按时清洁包皮垢，是可以不需要手术治疗的。有包茎或其他因素需行包皮手术者，最好选择在较大年龄段，一般10岁左右进行。大点的患儿可以配合医生，而且有助于后期恢复。但如有以下情况，需及时手术处理：

（1）部分包皮与龟头粘连的患儿，因为会经常引起局部瘙痒等不适症状，可在包皮无炎症时暂行包皮口扩张、包皮粘连分离、包皮垢清除等治疗，若无效再行包皮环切治疗。

（2）当包皮口狭小形成包茎导致排尿受阻，排尿时包皮腔会鼓一小泡。

（3）包皮腔内经常存有包皮垢，且易引起包皮红肿等炎症表现。

在进行包皮手术时，若患儿配合，局部麻醉下即可手术，对于欠合作患儿，可考虑全麻。术后应该避免剧烈运动、着装宽松，适量多饮水、勤排尿。两周后复查。其间如出现龟头处出血、排尿困难、剧烈疼痛、发热等，应及时就医。

退热药到底应该什么时候吃？

和所有的药物一样，退热药的使用原则也是能不用尽量不用，但如果孩子体温太高，太难受了，该用的时候还要用，否则这些药也没有存在的必要。

同时，家长也要知道，除非超高热，平时健康的孩子，偶尔发热并没有什么坏处。发热是人体的自我防御机制之一，当孩子出现体温低于 38.2 ℃的发热，伴随着人体温度的升高、代谢加快、免疫力提升，不利于病原微生物的生存，从而对机体有一定的保护作用，一般不需服用退热药，可采用物理降温同时适量地多喝水，以加速代谢，进而帮助退热。

但是当体温高于 38.2 ℃时，代谢过快会导致人体消耗明显增加，严重者甚至会出现昏迷、肝肾功能损伤，儿童则可能出现热性惊厥，神经系统受损等不良后果，此时须服用退热药。

根据 2020 年发布的《解热镇痛药在儿童发热对症治疗中的合理用药专家共识》，2 月龄以上体温超过 38.2 ℃伴明显不适者可采用退热药。但其他专家共识、指南指出，体温超过 38.5 ℃伴明显不适者应及时使用退热药物治疗。

真希望孩子不生病

因此，家长可根据儿童精神状态把握、调整使用退热药的时间。

一般来说，退热药起效在 30 分钟到 2 小时，用药间隔时间为 6 ～ 8 小时，最短时间间隔不低于 4 小时，24 小时内用药不超过 4 次。

退烧也是需要一个过程的，不宜过快、过于急切，一般而言，孩子的体温降到 38.2 ℃以下时即可。有的家长因为心急，短时间内让孩子重复多次服用退热药，这样很可能会造成孩子大量出汗而导致脱水，同时，也可能会增加退热药的不良反应，引起孩子肝肾功能的损伤。所以，退热药不能过分频繁地服用。

这里我再给大家几个使用退热药的专业知识。

1. 绝不能以预防热性惊厥为目的去使用退热药

有的医生告诉家长，在 38 ℃的时候就用退热药，其实这是达不到预防作用的，预防热性惊厥还是需要使用镇静药物。

2. 在一般情况下，不联合使用退热药或者交替使用退热药

一般退热我们只选一种退热药，不会去联合对乙酰氨基酚或者布洛芬。只有一种情况是要交替或者联合使用的，就是在首次使用退热药的时候，比如用了布洛芬，结果体温没有降下来，在这个时候需要在医生的指导下，考虑是联合对乙酰氨基酚还是交替使用退热药。

3. 慎用激素

一般不轻易使用激素给孩子退热，只有严重感染的时候，在强有力的抗生素支持下才会使用激素，而且应当是先停激素后停抗生素。

4. 首选口服退热药

很多家长都觉得退热栓剂的效果好，口服药的效果慢。其实这是我门诊中遇到的最常见的误区。家长们，尤其是孩子年龄很小的家长们觉得退热栓剂效果好的原因，其实在于用量。举个例子：退热栓的用量是一定的，不能调整用量，3 岁以内都是 1 粒纳入肛门，3 岁以上都是 2 粒纳入肛门；1 岁的孩子使用 1 粒效果就很好，3 岁的孩子效果就差了；而 3 岁的孩子 2 粒效果就很好，8 岁的孩子效果就很差了。

而口服退热药的用量是根据年龄、体重严格衡量出来的，所以更精确、更安全。我们只有在频繁呕吐、嗜睡不能配合口服药物的时候，才会选择退热栓剂进行治疗。

在退热药的使用上还有一个我们常见的误区：用中成药来治疗高热。

"刘医生，我孩子高烧不退，怎么办呀？"

"多少度？"

"39 ℃。"

"退热药吃了吗？"

"吃了，小儿感冒退热糖浆！"

"谁告诉你那是退热药了？"

"这名字不就是退热药吗？"

这是我在门诊上经常遇到的。这个药里的"退热"两个字，很容易误导家长。在这里，我针对市面上特别容易搞混的两种中成药"小儿感冒退热糖浆""小儿柴桂退热颗粒",和大家聊一聊。

5. 小儿感冒退热糖浆

药物功效:清热解毒,疏风解表。用于伤风感冒,畏冷发热,咽喉肿痛,头痛咳嗽。

主要成分:板蓝根 150 g、大青叶 150 g、连翘 150 g、桑枝 150 g、荆芥 60 g、防风 60 g、紫苏叶 30 g、蔗糖 660 g、苯甲酸钠 2 g、柠檬酸 1 g、杏仁香精 0.3 mL。

我们从药物组成中不难看出,没有发汗解表的药物,板蓝根、大青叶、连翘都为清热解毒药物,属辛凉解表药物,也就是说性凉。而荆芥、防风、紫苏叶则都属辛温解表药物,性平而偏温。桑枝呢,又具有疏风通络的作用,可缓解肢体的酸痛。故而该方按西医学标准仅可作为抗病毒药物使用,中医学中则适用于风热感冒。腋下温度大于等于 38.2 ℃或伴有明显不适时,则应另服退热药物(含有布洛芬或对乙酰氨基酚的药物)。

6. 小儿柴桂退热颗粒

药物功效:发汗解表,清里退热。用于小儿外感发热。症见:发热,头、身痛,流涕,口渴,咽红,溲黄,便干等。

主要成分:柴胡、桂枝、葛根、浮萍、黄芩、白芍、蝉蜕。

从其组成上来看,很像古方柴葛解肌汤,又有小柴胡汤的影子,其主构架中又多了一味桂枝,我们也可以把它理解为七分表证,三分里证,更多的是偏于风寒表证的,因为其清热的药物并不多。

因此我给大家的意见是,如果是风热表证,我们可以在配合清热解毒药物的基础上来使用该药;如果是风寒表证则可直接使用。当然,前提是腋下温度不超过 38.2 ℃，若大于等于 38.2 ℃或身体出现明显不适时，则应加用退热药物（含有布洛芬或对乙酰氨基酚的药物）。以免因退热不及时而出现不良反应。

在这里，我想告诫大家的是，切不可只看药名来给孩子服药，一定要详细地阅读说明书。

以上就是关于退热药给家长们的建议。

真希望孩子不生病

摸到孩子的淋巴结，如何应对？

很多家长会无意中发现，孩子颈部、耳后会时不时摸到一些小疙瘩，摸起来表面光滑，以为是长了什么东西，还有的家长把它跟一些很严重的疾病联系起来，就会焦急地带孩子到医院检查。

其实，家长们摸到的这些小疙瘩，大部分并不是"长了什么东西"，而是淋巴结。那么，摸到孩子的淋巴结到底要不要紧呢？需要治疗吗？

无论是大人还是小孩，每个人身上都有很多淋巴结。淋巴结是一种免疫器官，淋巴结呈椭圆形或者蚕豆状，体积大小不一，数量非常多，广泛地分布在人体的组织及器官中，在人体的免疫方面起到非常重要的作用。

孩子刚出生的时候，一般都摸不到淋巴结；出生后，开始接触到各种病原，孩子的免疫系统在与病原的接触中不断完善成熟，作为免疫系统的一部分，淋巴结在这个过程中会缓慢地增生，所以，很大一部分孩子都慢慢地可以摸到淋巴结了。尤其是后脑勺、脖子、耳朵后方，这些部位的淋巴结处于浅表，而且经常处于炎症刺激下，容易增生，就很容易摸到。这个增生过程会一直持续到青春期，随后淋巴结会慢慢缩小，渐渐地就摸不到了。所以，大人一般情况下很少能摸到淋巴结。

有人统计，大约一半的儿童可以摸到淋巴结，所以如果你摸到了孩子的淋巴结，也不用紧张，大部分都是正常的增生。正常的淋巴结大多为黄豆或花生米大小，表面光滑，质地柔韧，可以滑动，摸起来不痛，孩子也不会有不舒服的感觉，如果是这种情况，那么动态观察就可以了，既不需要打针，也不需要吃抗生素。

但如果淋巴结摸起来很大，直径超过了 1 cm，或者在一两周之内迅速增大，变得非常硬，而且趋于固定，不能滑动，抑或是伴随身体其他症状，就要及时就医，看是什么原因，需要怎样治疗。

怎样防止孩子出现"O""X"形腿?

O 形腿在医学上被称为膝内翻,指两腿自然伸直或站立时,两脚内踝能相碰而两膝不能靠拢为主要表现的畸形疾病。X 形腿在医学上被称为膝外翻,指两脚并立时,两侧膝关节碰在一起,而两脚内踝无法靠拢。

那么遇到 O 形腿或 X 形腿该怎么办呢?

孩子为什么会出现"O"形腿

膝内翻(O 形腿)是新生儿最常见的生理现象,在开始学习站立或走路时,此种情况会更明显。这是因为在我们没有出生前,在母亲的身体里是处于一个蜷缩的状态,所以当我们在第一次站立走路的时候,都是呈现出膝内翻的状态(差不多 12 个月到 18 个月大)。这种情形到 2 岁以后会逐渐改善,家长不必太紧张,也不需要用外力(如用布条绑腿等)进行干涉。除非是 O 形腿特征特别严重,或两腿不对称,需要照 X 光或抽血来确定是否患有疾病。

当然,也有一些软骨营养障碍会造成膝内翻。还有一些佝偻病也会造成膝内翻,早期症状以多汗、易惊为主,如不及时纠正,会影响骨骼发育。当佝偻病患儿长到 1 岁左右,学习站立、走路时,腿部难以承受身体的重量,就会导致下肢朝外侧弯曲形成 O 形腿。

孩子为什么会出现"X"形腿

儿童膝外翻（X形腿）一般也是由佝偻病引起，过度肥胖也容易引起膝外翻，还有一些遗传因素也会引起膝外翻。

如何预防孩子出现膝外翻和膝内翻？

佝偻病、外伤、姿势不良等均可造成小儿双腿变形。因此，在孩子生长发育过程中，父母们还是要多注意预防上述因素。比如，幼儿期如果要骑童车，时间不要太长；要及时纠正孩子日常生活中的不良姿势和习惯；要鼓励孩子多进行一些户外运动，以增加双下肢肌肉的力量。

此外，还要坚持适量地给孩子补充维生素D，多吃些动物肝脏、富含油脂的鱼类、蛋黄等含维生素D的食物，同时多晒太阳，能够有效地避免佝偻病的发生。

真希望孩子不生病

孩子生病，需要"忌口"吗？

在日常接诊和科普过程中，很多家长最常问的问题就是："我家孩子生病期间能吃什么？不能吃什么？"

那么孩子生病到底要不要忌口呢？

在这里我就给家长们解释一下，孩子生病和忌口之间没有直接的关系，但我还是会经常建议孩子在生病期间，尤其是服药期间需要忌口。为什么呢？因为孩子在生病的状态下身体的功能是比较弱的，特别是孩子消化系统中，胃蛋白酶的分泌会明显降低。从中医的角度来说，儿童本身就有脾胃虚弱的生理特点，生病期间，脾胃的功能更弱，这时就会出现食欲不振的表现，如果这时再给孩子吃些辛辣刺激、肥甘厚味，无疑是在加重孩子的脾胃负担，对疾病的康复也是雪上加霜。所以，一般生病期间我都会建议孩子饮食清淡，不要吃太多肥甘厚味，这对疾病的康复是有帮助的，但这和疾病的本身是没有直接关系的。

在服药期间，尤其要忌口，俗话说："吃药不忌口，坏了大夫手。"可见忌口对药效的影响之大。我们平时食用的蔬菜、瓜果、鱼虾、蛋奶，甚至香油、酱油、醋、茶等都有各自的属性，对人的身体和疾病及药物的作用，均产生或多或少的影响。正如清代章杏云之《调疾饮食辩》中云："病人饮食，藉以滋养胃气，宣行药力，故饮食得宜足为药饵之助，失宜则反为药饵为仇。"所以，传统中医很讲究服用中药期间的饮食。

比如，服中药期间吃生冷和油腻的食物会影响脾胃对中药药物的吸收，降低药物的疗效，不利于治疗疾病；像虾、蟹、牡蛎等，这类食物属于异性蛋白，容易引起身体过敏而产生不良反应；如葱、姜、蒜、胡椒，这类辛辣食物容易耗气动火，会影响清热败毒、凉血滋阴药物的功效。

因此只有注意了这些饮食禁忌，才能确保中药发挥其最佳药效。

真希望孩子不生病

第七章

让孩子健康
过好一年四季

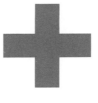

本章内容

春夏养阳，提高儿童免疫力

中医"治未病"的观点现在越来越受到人们的重视，春夏养阳提高机体免疫功能已经成为家长们给儿童养生的共识。

如何给孩子养生呢？大家可能经常会听到"春夏养阳"四个字。春夏养阳，这是源自《黄帝内经》的一句话，这也是中医春夏养生的基本指导思想。四季更替，"春生、夏长、秋收、冬藏"，春夏属阳，秋冬属阴，中医认为养生要顺应自然规律，所以要"春夏养阳"。

阳气对于人体来说，就是维持生命活动的一种能量。阳尽则人衰，而阳气足的孩子，抵御外邪的能力也强，不会轻易被外邪入侵。

古人认为，外向的、温热的、向上的、兴奋的都属于阳，这一中医观点，其实也是体现在我们生活中的，比如：春夏季节我们就应该多喝热水，不食生冷。我在门诊中经常会遇到这样的问题，如："怎么昨天才吃了一个冰棍，今天就发热了？""怎么昨天刚喝了一罐冰可乐，今天就咳嗽了？"其实这些问题我们最该问问自己，"逆天而行"，孩子又怎么会不生病呢？

尽量使我们的身体与外界达到统一，这就是中医讲的"天人合一"整体的概念了。很多家长在暑假都给孩子报了游泳班，孩子一游泳就是很长时间，而且水往往是冰凉的。父母想通过游泳来增强孩子的体质，其实这本身也是违背了"天人合一"的思想理论。

那么我们春夏养阳有哪些注意事项呢？

1. 春夏养阳，切忌贪凉

阳热阴寒，阳胜则热、阴胜则寒。贪凉就容易导致阴邪侵犯身体，在乍暖还寒的春天偶感寒凉，这就属于阴邪，尤其是对脾胃虚弱的儿童，可能伤及机体的阳气。所以在吃、穿方面一定要注意，不要过于凉爽，遏制了我们人体的阳气。

只有体内保持了充足的阳气，在寒冷的秋冬季节，机体的自我保护能力才能完善，肌腠毛孔闭合，阴寒之邪也就少了很多可乘之机。

2. 春夏养阳，重在运动

阳主动，动则升阳，所以养阳就是要让孩子适当运动。

开春过后，天气渐暖，很适合一家人踏春旅游，这对于老人、小孩都是很有益处的。一方面能感受到春日的暖阳、和煦的微风，另一方面还能感受到万物萌动的生气，清扫秋冬的肃杀之气。尤其对于不爱运动、情绪低落、性格内向、肝气不疏的孩子非常适合。

运动的方式可以多种多样，譬如跑步、爬山、放风筝、骑单车、打球、跳绳，这些对于小朋友而言，都是很好的运动方式。运动后会出汗，其实也是排出湿气、阴寒之邪的一种方式。所以，运动虽然劳累，但运动结束之后我们反倒觉得轻松舒爽，也就是阳气得到更好的散发，也是在养阳。

3. 春夏养阳，睡补胜食补

对于小孩子来说，食补不如睡补。孩子在睡眠中，生长激素分泌最多，因此，孩子睡得好，身高都不会太矮。在春季，家长除了要让孩子早睡早起，保证睡眠时间外，更重要的是让孩子睡好午觉。根据《黄帝内经》四时养生的原则，春夏两季，同时，根据"子午流注"的养生理

真希望孩子不生病

论，正午时分是一天中阳气最盛的时候，这时候午睡可以让阳气休息，起到"养阳"的效果。午睡时间通常不用时间太长，半小时左右为宜，更利于养护好阳气，并促进阴阳二气的调和。

总之一句话：儿童养生，请做好春夏养阳。

"三伏贴"别滥用

三伏贴大家一定都不陌生，是中医"防未病""冬病夏治"的一种特色的治疗方法，即在烈日炎炎的三伏天，在人体的某些穴位上贴敷药物。这种方法已经悄然进入我们的生活，并得到广泛的应用，也被赋予了神奇的功效。很多家长看大家都在贴，赶紧跟风给自己孩子也贴上。但事实上，并不是所有"冬病"都能使用三伏贴，也不是所有孩子都适合三伏贴。

我们先了解一下什么是三伏贴。三伏贴又叫"冬病夏治贴"，清代医家张璐的《张氏医通》中这样记载："冷哮灸肺俞、膏肓、天突，有应有不应。夏季三伏中，用白芥子涂法，往往获效。方用白芥子一两，延胡索一两，甘遂、细辛各半两，共为细末，入麝香半钱，杵匀，姜汁调涂肺俞、膏肓、百劳等穴，涂后麻瞀疼痛，切勿便去，候三炷香足，方可去之，十日后涂一次，如此三次。"这可能就是最早的关于冬病夏治的记载了。

"冬病夏治"主要是指在夏季针对冬季反复发作或加重的疾病采取很好的防治效果的措施。因为秋冬季节气候逐渐寒冷，人体的阳气也开始逐渐衰减，阳不能胜邪，容易出现反复发作的疾病。而夏季因为季节气候，咱们就趁着疾病缓解，来预防冬季旧病复发，减轻其症状，减少发病次数。而三伏天恰好是一年之中外界阳气最强盛的时候，也是一年之中人体阳气最旺盛的时候，这个时候腠理开泻，阳气外浮，气血趋于体表，在此时进行穴位贴敷治疗"冬病"最容易刺激穴位，激发经气，让药物有效成分更容易进入血液发挥作用。

真希望孩子不生病

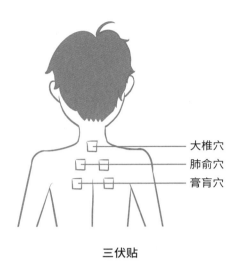

大椎穴
肺俞穴
膏肓穴

三伏贴

但是大家一定要注意：并不是所有儿童都适合这种疗法，建议只有真正符合病性属寒、属阴或者体质偏寒、阳虚、气虚的人使用三伏贴！否则贴敷后，不但效果不佳，而且还可能"火上浇油"，导致更严重的后果。

比如，过敏性鼻炎中出现鼻流清涕的，叫"寒饮"；再比如孩子出现哮喘症状，有白痰、稀痰，也属于虚寒体质；还有虚寒性腹泻的，脾肾两虚遗尿的孩子，这些都是可以用三伏贴贴敷治疗。

那么哪些人不推荐使用三伏贴呢?

第一，2岁以内的孩子。

2岁以下的幼儿因皮肤过于娇嫩，对药物刺激敏感度增加，容易引起皮肤损伤、感染，所以不宜使用。

第二，2 岁以上皮肤特别敏感的孩子。

皮肤特别敏感的孩子也容易对药物反应敏感，引起皮肤损伤、感染，所以不宜使用。

第三，如果孩子本身是阴虚内热体质，不推荐使用。

如何辨证呢？比如说嗓子扁桃体本身就容易发炎红肿，舌质红、苔厚都属于热性体质，贴上以后会起反作用！所以三伏贴切勿盲目跟风，一定要辨证施治。

曾经我就遇到过一个孩子，先是扁桃体炎来就诊，吃了几天药，眼看就要痊愈了，又开始咳嗽，后来家长还很不解地问我："刘医生，都说三伏贴能增强孩子抵抗力，你说我们怎么一贴反而还生病呢？头伏贴完，扁桃体发炎了；这中伏刚贴上两天，又支气管炎了，这到底怎么回事？"

我一看这孩子，舌质红，舌苔少，口唇鲜红。家长又说，孩子平时易盗汗，脾气大，手脚心热，大便秘结。而这一系列都是阴虚的表现。这种体质的孩子怎么可以贴三伏贴呢？本身阴虚的孩子就火旺，三伏贴这一把火再一烧，更是火上浇油，孩子怎么能不生病呢？这不，扁桃体炎、支气管炎都找上门来了。

因此千万不能盲目跟风，适合自己的才是最好的，选择三伏贴一定要慎重！

孩子在使用三伏贴期间需要注意什么呢？

（1）贴药期间，家长要让孩子作息规律，饮食清淡，忌用辛辣、寒凉的食物，以免减弱药效。

（2）要注意保护和清洁皮肤，特别是贴敷穴位的皮肤。在给孩子贴

真希望孩子不生病

敷的前一天，最好先给孩子洗个澡，去除皮肤表面的油脂。

（3）如果孩子在贴敷前皮肤有破口，或出现发热、头痛、腹泻、呕吐等急性感染的症状，则需推迟第一贴的时间。

（4）孩子贴敷时，要身穿宽松透气、舒适吸汗的纯棉衣物。为了防止药膏染脏衣服，当天最好选择穿深颜色的衣服。如有过敏症状，在贴敷前一定要告诉医生，改用防过敏的胶布。

（5）孩子在贴敷后应减少运动、尽量避免出汗，因为大量出汗会导致药贴脱落。

（6）贴敷后，在局部会出现发热的感觉，可以让孩子待在凉快一些的地方，但不要马上进到温度很低的空调房里，防止遇冷使毛孔收缩影响药物吸收；更不要将电扇、空调直接对着孩子的贴敷部位吹。

（7）如果贴敷期间，孩子出现大便干燥、长口疮、舌苔比较重或者感冒发热等，这时候身体处于发热状况，那要立刻停止贴敷。因为药物本身是温热的，这时候贴敷会引起疾病加重。

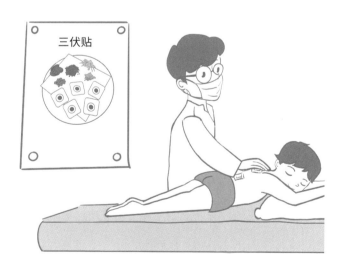

（8）很多家长认为贴敷也不难，还要跑到医院去，太麻烦了，干脆从网上买来三伏贴自己贴。其实不然，网购的三伏贴质量良莠不齐，而且如果穴位贴得不对，效果往往也不好。因此，我建议家长还是带孩子去正规医院贴更稳妥。

真希望孩子不生病

蚊子猛如虎，怎样安全驱蚊？

蚊子猛如虎，尤其是夏秋季，很多宝宝都成了蚊子的"美餐"，家长们为此也头疼不已，为了给宝宝驱蚊想尽了办法。那么，怎样才能安全地驱蚊呢？主要分为三大类。

第一类：物理防蚊。

一般来说，2个月以下的宝宝应采取物理的防蚊措施。

（1）在夏季蚊子猖獗之前，为家中安装上密闭性好的纱窗、纱门，并做到随手关好纱窗、纱门，防止蚊虫等混入室内。

（2）使用蚊帐。蚊帐是非常传统简单的装备，当然也是最安全、最环保的防蚊装备。

（3）各种类型的灭蚊灯包括紫外线、吸入式、电击式等，其效果有争议，且只能杀蚊不能驱蚊。有婴幼儿的家庭，灭蚊灯要放置高处，避免儿童触摸，紫外线灭蚊灯不适合室内有人的时候使用。

第二类：蚊香。

无论是传统蚊香还是电蚊香，其主要成分都是菊酯，大家可以在产品说明中找到，尽管其毒性较小，但是长期使用对空气的污染还是很大的，尤其是2个月以内的小宝宝，就更不能使用了

第三类：驱蚊剂。

驱蚊剂中，最常见的有效成分是——避蚊胺、驱蚊酯和派卡瑞丁。当然，还有一些植物成分也可以用在驱蚊剂中。

（1）避蚊胺：历史最悠久，有一定的刺激，要避开眼睛，避蚊胺只有浓度非常高的情况下作用持续的时间才能较长，而对于儿童来说是不能超过30%的浓度的，一般情况下其浓度为10%～30%，所以大家在购买使用时应注意浓度的说明，而且此类产品一天最多只能使用一次，不能频繁使用。在使用完毕后，还需要用肥皂和清水清洗涂抹处，而且不能连续使用超过一个月。

（2）驱蚊酯：更温和，相对来说更加安全无毒，我们熟知的六神花露水就含有这个成分。

（3）派卡瑞丁：没有明显毒性，对皮肤和眼睛无刺激，2个月以上的宝宝就可以使用了。

（4）植物驱蚊产品：比如含有柠檬桉叶油、香茅、薰衣草、薄荷等成分的驱蚊产品，容易挥发，要经常涂抹才有效。现在比较流行的驱蚊手环，主要成分是各种植物精油，因此长期使用因为精油挥发可能功效会下降。

需要指出的是，植物产品并不意味着绝对安全有效，一般不建议3岁以下儿童使用。此外，含酒精的花露水，尽量不要给宝宝使用，因为有的花露水酒精的含量过高，通过皮肤吸收容易对宝宝的皮肤造成伤害。还有，大家现在在网上经常看到的一个"小妙招"，即使用含维生素B_1的水溶液进行防蚊，这是没有任何科学依据的。

宝宝已经被蚊虫叮咬了，怎样帮助宝宝缓解？

第一，可以使用碱性肥皂局部清洗。

第二，如果宝宝被蚊虫叮咬的部位非常红肿，可以使用冷水或毛巾包裹冰块冷敷。

第三，可以使用炉甘石洗剂或无极膏等产品止痒。

第四，可以口服西替利嗪抗过敏治疗。

真希望孩子不生病

如果小宝宝被蚊虫叮咬的位置，是眼睑、耳郭、嘴唇和包皮等处，这些位置的皮肤组织非常容易在蚊虫叮咬后出现水肿。家长们也不要惊慌，这是蚊虫叮咬引起的"皮肤血管神经性水肿"，经过医生的抗过敏治疗，一般过一两天，就完全可以消肿恢复原来的模样。

秋天，如何预防咳嗽？

夏去秋来，尤其是秋分后，为寒暑交替的关键点，白天会越来越短，气温会越来越冷，面对这种寒热变化，孩子会更为敏感，感冒、咳嗽、过敏性鼻炎等问题都找上门来。此时养护孩子的方法和原则也要做出相应的调整。

我们知道，在中医上秋主肺，而肺主皮毛，有"卫外"的功能，是孩子身体的卫士，也是孩子抵抗外邪入侵的第一道屏障。肺喜润恶燥，但秋季燥邪当令，燥邪犯肺，就会让肺作为孩子卫士的功能变差，而且小朋友本身就有"肺常不足"的特点，就更容易出现肺燥的问题了。

因此，我经常建议各位父母，在立秋后就可以给孩子养肺润肺，否则，等天气寒冷干燥的时候，孩子就很容易出现感冒、咳嗽、哮喘、鼻炎等呼吸道疾病。

那么，我们在秋天给孩子吃什么能养肺润肺呢？

家长们最常用到的就是秋梨膏了。梨是原产于我国的最重要的水果之一，食疗价值非常高，为历代养生大家所重视，因此被称为"百果之宗"。《本草纲目》记载，梨可"润肺凉心，消痰降火，解疮毒、酒醉"。所以每当换季咳嗽、喉咙不适，人们大多会选择吃梨来缓解。

梨膏之所以具有良好的润肺效果，主要是因为梨子中含有一种叫作"原儿茶酸"的成分。此外，梨本身就是一种热量极低而营养价值特别高的食物，作为药材的"原儿茶酸"不仅有清热润肺的功效，更有助于促

真希望孩子不生病

进胃肠蠕动，清热去火。所以，我经常给大家强调"适时而养"，就是要大家根据季节、气候、环境的变化调整衣食住行。

综上，我们在秋季选择秋梨膏可以养肺润肺，清热去火，更好地保护儿童的呼吸道。

孩子真的需要"春捂秋冻"吗？

"春捂秋冻"是我国民间一句广为流传的谚语，它揭示了春秋两季如何穿衣的本质，从字面理解：就是在春天捂一点儿，在秋天冷一点儿，对我们的身体健康是有好处的。

我在门诊过程中，经常会遇到孩子妈妈和孩子奶奶或姥姥给孩子穿衣服不统一的情况，那么，根据"春捂秋冻"原则，我们的孩子该如何穿衣呢？

从冬天到春天，我们的气温由寒冷转为温暖，但春天气候多变、多风，且北方供暖即将停止，室内外气温都比较低，所以孩子就应多穿衣物。

多穿衣物掌握不好度，会带来哪些问题呢？

很多家长认为"春捂"就是要捂，一味地给孩子穿很多衣物，导致孩子一活动就大汗淋漓。然而春季多风，出汗时毛孔张开易受风邪，进而诱发感冒，而且出汗多会导致体内津液流失，易外邪入侵。故多穿衣物只需要做到"三暖、两凉"即可，即背暖、肚暖、手足暖，头凉、心胸凉。而且，春季的中午气温高，可以适当地减衣。同样，秋天的"冻"也不是要让孩子真的挨冻，只是不需要把孩子捂得严严实实的。

总之，"春捂秋冻"一定要灵活掌握，不是一味地捂着或者冻着就行。

当然对于春季，如果天气晴朗，我们也应当多参加户外活动，少食生冷，忌食油腻的食物，才能使我们的孩子越来越健康！

真希望孩子不生病

冬季孩子容易伤风、鼻塞怎么办？

一到冬天，孩子就鼻塞流涕，晚上睡觉呼吸困难，影响睡眠，家长也因此没办法好好休息。那么，孩子冬季鼻塞怎么办呢？

伤风鼻塞，是指因风邪侵袭所致的以鼻塞、流涕、打喷嚏为主要症状的鼻病，俗称"伤风"。肺为娇脏，开窍于鼻，外合皮毛。若腠理疏松，卫表不固时均可造成肺失宣肃，寒邪遏于鼻窍而发病。其实，伤风鼻塞一年四季均可发生，但以秋季和冬春之交多发。因为这两季早晚的气温温差过大，孩子就会经常出现伤风感冒、鼻子不通气的情况。遇到这种情况，我们除了内服的药物以外，有没有什么外治的方法呢？今天给大家分享几个小妙招。

大葱叶贴鼻翼

选取新鲜绿葱的葱叶，我们把它撕开以后，用指甲刮葱叶里面，直到有黏黏的感觉，然后用它贴在鼻翼的两侧。大家记住，一定要离眼睛远一点，要不然容易熏着眼睛。一天3次，每次2小时，就具有宣通鼻窍的作用了。但是请注意，如果孩子的皮肤过于敏感，出现红肿的情况，一定要及时将葱叶去掉，不能再使用。

中药熏鼻法

用辛夷、苍耳子、生姜、鱼腥草等中药大火熬煮，再将鼻子靠近药汤深呼吸，用蒸汽来熏鼻，不但可以有效舒缓症状，而且立刻就能见效。

除了中药熏鼻法外，对于严重鼻塞导致头痛的患者，可以服用川芎荆芥茶来缓解，只要用辛夷、防风、川芎和荆芥来熬煮饮用，除了祛风祛寒还能缓解头痛。

姜水泡脚

姜水泡脚也可以起到同样效果。因为热水泡脚本身可以促进身体血液循环，增强人体免疫力。而生姜能使血管扩张，加速身体血液循环，促进身体毛孔张开，以祛风、散寒发汗。

具体方法：将一块拇指大小的生姜加水煮开，晾到 37 ～ 40 ℃，便可倒入盆中开始泡脚；待水变凉后，再加入足量热水，直到双脚泡热、泡红即可。

下次孩子出现鼻塞，大家不妨试试。

真希望孩子不生病

第八章

紧急情况，
第一时间科学应对

本章内容

一定要让孩子远离意外伤害

《编辑部的故事》里，葛优饰演的李东宝有段经典的台词大致是这样说的："你说咱长这么大容易吗……打在胎里就随时有可能流产，当妈的一口烟儿就可能长成畸形。长慢了心脏缺损，长快了就六指儿。好容易扛过十个月生出来了，一不留神还得让产钳把脑袋夹瘪了。都躲过去了，小儿麻痹、百日咳、猩红热、大脑炎还在前面等着呢。哭起来呛奶，走起来摔跤，摸水水烫，碰火火燎。是个东西撞上，咱就是个半死……"真是句句扎心啊！哪个妈妈不是把心提着带娃呢？哪怕一刻也不疏忽，孩子还是难免磕着碰着，遭遇意外，真是令人揪心。

每个孩子来到这个世界都是好奇宝宝，个个精力旺盛、好奇心强，又缺乏危险意识，在这个"危险"的世界里，很难不受到一点点伤害。坠床、异物哽住呼吸道、擦伤、骨折、烫（烧）伤、溺水等意外伤害一关一关地等着咱们的孩子去闯。如何避免这些危险？万一出现了意外伤害如何处理呢？

意外伤害的危害有多大？

为了引起大家的重视，我先给大家看下意外伤害的数据。

从 20 世纪 70 年代末，在欧美等发达国家儿童总死亡排序中，意外死亡就一直占据首位。而早在 1990 年，世界卫生组织报告，意外伤害是世界各国 0 ～ 14 岁儿童死亡的首位原因，是致伤、致残的主要原因。

最新数据显示，全世界每年有 100 多万 14 岁以下的儿童死于意外伤害；在我国，意外伤害占儿童死亡原因总数的 26.1%，也就是说，每 100 名死亡儿童中，就有 26 个儿童死于意外伤害，而且这个数字还在以每年 7% ～ 10% 的速度快速递增。

近年来，5 岁以下儿童，无论是在城市还是农村，意外死亡均为第一位死因。

看到这些触目惊心的数据，家长们更揪心了。但焦虑是没有意义的，我们需要的是了解儿童发生意外的各种特征，并学习应对知识和方法。

儿童意外伤害的种类很多，不同年龄的儿童发生的意外伤害不同。

1. 新生儿及 3 个月内的小婴儿

这个阶段的宝宝活动能力差，不会翻身，因此不太会出现由于"顽皮"而导致的意外，一般来说，都是监护人出现了疏忽，才会让宝宝出现危险。

比如，由于喂奶方法不当，吃奶后仰着身体，当宝宝漾奶及吐奶时，吸入气管，造成窒息死亡。

或者，宝宝与母亲同盖一个被子，含着母亲乳头睡觉时，被母亲的乳房或者盖着的被子捂住鼻子而造成窒息；又或者，母亲在和宝宝同睡时，母亲的背、臂堵住小婴儿的口鼻部，也容易造成窒息；此外，小婴儿趴着睡时堵住口鼻，也可能造成窒息。因此，宝宝睡眠时，家长一定不能掉以轻心。

新生儿期的小婴儿，因为太脆弱了，我们的预防措施要更细致一些。

要用正确的喂养方式，防止宝宝溢奶；在喂奶后，将宝宝竖着抱起

真希望孩子不生病

来，让宝宝的头倚靠于母亲的右肩，并轻轻地自下而上拍背，直到宝宝排气。

宝宝睡觉的姿势：尽量要让头略抬高，保持侧睡状态，可以防止溢奶时奶水从口流出来发生呛奶。如果发现婴儿溢奶，也应迅速地将宝宝的头偏向一侧，使溢出的奶流出来，以免奶水流到气管里而引起窒息。

成人不宜将宝宝搂抱在怀中睡觉，如果不注意，容易不小心捂住宝宝口鼻，造成宝宝窒息死亡。

如果是3个月已会翻身的婴儿，独自睡觉时要多照看，以免宝宝翻身趴着睡觉，导致窒息。

对于小婴儿，不要使用过大的枕头，防止枕头堵住婴儿的口鼻而造成窒息。

婴儿睡觉时，不要在头上方悬挂被子、头巾等东西，因为小宝宝有时会用手去抓，万一抓下来，很容易盖住口鼻引起窒息。

此外，一定注意宝宝独处的时间不能太久，即使在睡眠中，也应不时去查看；晚上睡觉时，也要定时去观察宝宝的情况。

最后，冬季保暖时热水袋、电热毯、炕等温度过高，易造成宝宝烫伤，要慎用。

2. 会爬行的婴儿

如果宝宝会爬了，易从床上摔下造成颅脑损伤及其他外伤，因此父母必须时刻盯着。

此时，宝宝也会开始学吃食物，有时候会抓其他东西食入，这样就很容易造成误食或气管异物吸入，家长也应多注意。

3.1 ～ 3岁的幼儿

1～3岁的幼儿已开始在地上行走及初具行动的能力，但此时宝宝动作的协调性差、逃避能力差，是意外伤害发生较高的年龄段，极易发生各类外伤，如脱臼、骨折、烧烫伤。气管、耳及其他部位意外伤害在此年龄段发生概率最高。

4.学龄前儿童

4～6岁的学龄前儿童活动能力增强，活动范围增大，求知欲强，又受好奇心的驱使，愿意探索其究竟，例如往窗外观望、随便吃药物及食品、触摸电器、玩火等，所以容易发生严重的外伤、急性中毒、触电、坠落伤及烧伤等。

5.学龄儿童

随着年龄的增长，孩子活动能力、协调能力和综合分析的能力进一步发展，但自控能力和应急能力较成人差。这段时期孩子打闹、在公路及马路上玩耍、在池塘中游泳，易发生外伤、交通事故、溺水等。

了解了以上每个阶段的孩子最容易发生的意外情况，家长就要根据自家孩子年龄段，提前做好预防措施。孩子可能发生的意外情况非常多，此处不再赘述，家长进行意外预防的主要原则，就是让孩子远离危险源。

真希望孩子不生病

脑撞伤：坠床、跌倒了怎么办？

孩子如果发生脑撞伤，很多家长都追悔莫及。有家长跟我说："我家孩子刚学会走路时，不小心滑倒了，直接往后倒地，后脑勺着地。那一瞬间，简直吓死我了，我感觉天都塌了。"

因此，我们在生活中要尽量排除可能会让孩子坠床、跌倒的情况。比如，孩子活动的床要装床围，避免孩子掉下来；地面要拖干，否则很容易滑倒；不要让孩子在沙发、床上跳来跳去，注意这些基本细节，可以避免绝大多数的脑撞伤意外。

如果孩子真的不小心坠床、跌倒了，我们如何应对呢？

婴儿时期的坠床、幼儿时期的跌倒，几乎是每个孩子都会经历的，只要没有摔伤，没有脑震荡，没有颅内出血，家长就不用太焦虑。

一般如果孩子没有损伤，那么刚开始可能会因为害怕、疼痛等哭一会儿，但孩子意识是清晰的，之后孩子就和以往一样，该吃吃，该玩玩。那么家长这时就不用太担心了，在家正常护理即可。但也不能因此就完全不理会了，因为有些颅内出血出现的时间较慢，所以还是应该观察孩子48小时内的精神状态是否正常，如果孩子出现萎靡、激惹、头痛（会表达的孩子，父母要主动询问是否头痛）、走路不稳、口齿不清等情况，就需要立即去医院检查。

如果孩子出现恶心、口齿不清、头痛、木讷等表现，提示出现了短暂的脑震荡，即使几分钟后就恢复正常，也建议去医院检查。

如果孩子头部撞伤后出现意识反常，例如目光呆滞、全身松软、不应人等情况，那么说明孩子脑部可能损伤较重，家长应该立即拨打120。

家长的急救措施包括：评估孩子意识和呼吸，如果你发现孩子呼叫不应，甚至出现呼吸停止，要立即给孩子进行心肺复苏。可以按照30∶2的比例进行胸外心脏按压和人工呼吸，对孩子进行抢救，直到孩子恢复呼吸、心跳。

胸外心脏按压的方法：在孩子两乳头连线中点（胸骨中下1/3处），用左手掌根紧贴孩子的胸部，两手重叠，左手五指跷起，双臂伸直，用力按压30次。按压频率至少100次/分，按压幅度至少达胸廓前后径的1/3，婴儿约4 cm，儿童约5 cm。注意，每次按压后要让胸壁完全回弹复位，并尽量减少按压中断，避免过度通气。

人工呼吸的方法：在保持孩子仰头抬颏、气道打开的前提下，用一手捏闭孩子的鼻孔（或口唇），然后深吸一大口气，迅速用力向孩子的口（或鼻）内吹气，然后放松鼻孔（或口唇）。

每做30次胸外心脏按压，要做两次人工呼吸，30∶2是常规的救治比例。

如果发现孩子有头部流血的话，要立即对孩子进行按压止血，按压住出血点就行，需要按压5～10分钟。如果孩子头部或者脖子摔在硬物上，有流血或孩子不能转头，考虑有颈椎损伤，除非影响心肺功能，否则不要移动、摇晃孩子，避免加重颈椎损伤，可以等医务人员到场后处理。

真希望孩子不生病

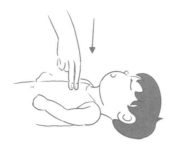
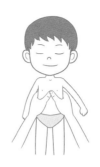

两个或者三个手指按压
（适用于新生儿和小婴儿）

双手环抱按压法
（适用于新生儿和小婴儿）

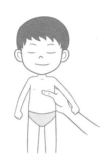
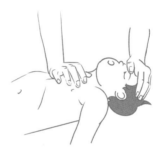

单掌环抱按压法
（适用于新生儿和小婴儿）

单手按压法
（适用于儿童）

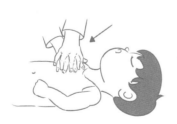
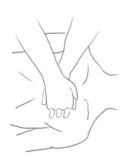

双手相扣按压胸部
（适用于儿童）

双手按压法
（适用于成人）

胸外按压

第八章 紧急情况，第一时间科学应对

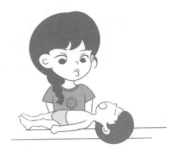

步骤一：仰卧平放

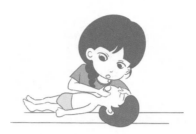

步骤二：仰头抬颏

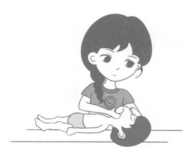

步骤三：捏鼻开口

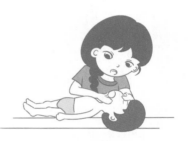

步骤四：包唇吹气

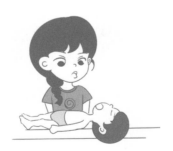

步骤五：离口松鼻

人工呼吸

真希望孩子不生病

气管异物怎样察觉，
怎样救孩子的命？

呼吸道异物也是我们临床上常见到的儿童意外伤害之一。及时将异物取出是解决气管异物的唯一方法。当然取出异物的前提首先要及时判断孩子是否存在气管异物的危险。

如何及时发现气管异物呢？

如果孩子在吃瓜子、糖果、带籽儿的水果或者玩小件的玩具时突然出现憋气、呛咳，甚至面部青紫时，家长就应该高度警惕会不会是异物吸入了，再仔细听孩子的呼吸音，看有没有变粗或者有没有出现喘鸣音。还有部分孩子开始吸入小的异物时症状还不是很明显，但是后期会出现顽固性的咳嗽，甚至会伴随发热、脓痰等，这时建议家长及时就医，排除气道异物的可能。

如何第一时间解救气管异物的孩子呢？

这里就要用到很多家长熟知的"海姆立克急救法"。

"海姆立克急救法"，是一种简单有效的急救手段，在全世界被广泛应用，拯救了无数患者。如果身边出现了剧烈呛咳、突然憋气、呼吸困难的孩子，需要立刻采取"海姆立克急救法"。它的原理就是冲击上腹部，腹部膈肌迅速上抬，增加胸腔压力，从而给气道向外的冲击力，促使异物排出。具体怎样操作呢？这里分两种操作手法，一种是针对3岁以内的小宝宝，一种是针对3岁以上的大宝宝常用的。

3 岁以内的小宝宝出现气管异物的症状时，家长先不要慌，先找个椅子坐稳，将孩子面朝下放在自己左前臂，左手托住孩子的脸部，注意不要遮住口鼻。右手掌根在孩子两侧肩胛骨中间迅速冲击 5 次（此时注意：孩子头部应低于身体）。接着右手扶住孩子头颈部，将孩子翻身，使面部朝上，右手臂可以支撑在腿上，左手食指和中指并拢，按压孩子胸骨下半部 5 次。这样来回重复以上操作，至异物排出。

　　3 岁以上的大宝宝出现气管异物时，家长单膝跪地，将孩子放在腿上，从后背环抱住孩子。右手握拳，拳心对着肚脐以上两横指的地方，另一只手包住拳头，向内向上用力。反复操作，直至患儿异物吐出。

　　当然如果在操作过程中出现了呼吸心跳停止，应停止"海姆立克急救法"，及时进行胸外按压。

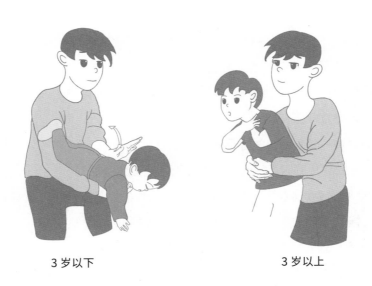

3 岁以下　　　　　　　　　　　　　3 岁以上

海姆立克急救法

真希望孩子不生病

消化道异物怎么办?

消化道异物是指在消化道内不能被消化且未及时排出而滞留的各种物体。除了呼吸道异物，消化道异物也是儿童常见的急症。儿童吞入消化道的异物也是种类繁多，不胜枚举。

70%～75%的上消化道异物滞留于食管（以食管入口处最为多见），其次为胃和十二指肠。孩子吞食的常见物品有硬币、拉链扣、笔帽、纽扣、螺丝钉、小玩具零件等。其中，硬币是最常保留在食管中的异物。6月龄至6岁为消化道异物的高发年龄段。

那么，孩子如果不小心吞下异物，有什么症状呢?

一般来说，症状和体征多样，无特殊性。常见的体征和症状包括吞咽困难、呕吐、流口水、咳嗽、呼吸困难和拒食，其他症状包括哭闹或烦躁、痰中带血、异物感，或咽喉、颈部、胸部或腹部疼痛。很多孩子只能根据具体的询问（比如询问之前发生了什么事情）而获得诊断。有时候，孩子的家长会告诉医生，孩子口里含的某物突然失踪；较大的儿童还能清楚地说出口中含着某物，不小心把异物吞入胃中。如果家长也说不清楚具体发生了什么，但孩子突然出现拒食、流口水，或者呼吸道症状如咳嗽、喘息等，应怀疑异物摄入可能。

因为大多数食管异物的儿童最初是无症状的，所以疑似异物摄入的孩子，医生通常会给他进行胸部正位及侧位片检查，判断异物的大小、形状、位置等信息。

大约有 2/3 的儿童消化道异物不透射线，是可以通过胸片显示的。胸片不显示的物体通常为食物团块、塑料、玻璃、铝制品等。如吞入异物在胸片中不显影，但有明确异物吞入病史或高度怀疑消化道异物时，CT检查可帮助诊断。

消化道异物一旦被诊断，也不要太担忧，医生会以积极的态度进行处理。消化道异物的处理方式主要包括自然排出、内镜处理及外科手术。80%～90%的消化道异物可自行排出，10%～20%的病例需要内镜处理，仅有 1%的病例需要通过外科手术取出。

真希望孩子不生病

孩子手外伤，如何紧急应对？

遇到孩子手外伤时，家长一定先不要慌。如果孩子有出血，要立刻使用干净的纱布按压出血处 5 ~ 10 分钟止血（家里最好备一个家庭药箱，准备好包括医用纱布、创可贴在内的急救用品），不要按压 1 ~ 2 分钟就掀开看看是否止血了，时间太短是止不住血的。

等血止住后，使用肥皂水或清水清洗伤口 5 分钟，将脏东西冲洗掉。

冲洗干净后，使用抗生素软膏涂抹保证伤口湿润，并且用纱布覆盖包裹，每天固定一个时间，给孩子揭开纱布检查伤口。如果没有红肿、渗出脓液，那就继续治疗，涂抗生素软膏，纱布覆盖。一般 2 ~ 3 天，伤口就愈合了，可以将纱布摘下了。

如果伤口完整，可以将皮肤对齐后，使用创可贴将伤口固定。此时并不建议给孩子使用酒精或者碘伏消毒。因为研究发现，使用酒精等消毒剂，不能起到预防感染的效果，还可能导致孩子伤口处疼痛。

此外，有些家长认为晾着伤口能很快结疤，这样好得快，其实这也是错误的。结痂不意味着伤口好了，相反，往往会阻碍伤口愈合的过程，并可能出现瘢痕。

小的手外伤可以这样在家处理，那什么样的情况需要去医院呢？

（1）外伤后出现伤口红肿、脓性渗出液，或者孩子发热的，可能有比较严重的感染，要去医院处理。

（2）伤口太深，能看到肌肉和脂肪的，不管伤口大小都要去医院。

（3）伤口位于手指、腕部等位置，非常容易损伤神经、韧带，影响功能的，或者位于面部，结疤后影响美观的，需要去医院处理，以免出现后遗症。

（4）如果伤口长度大于 1 cm，需要带孩子去医院缝合或者用医用敷料粘住。

（5）如果孩子伤口污染较大，在家自己冲洗不干净，会导致污物残留在伤口内的，就需要去医院处理。

真希望孩子不生病

孩子误服了药怎么办?

孩子在婴幼儿时期,会用嘴巴去探索这个世界,因此,把手里的东西放入嘴里是孩子的天性。但这不仅会导致前面说到的气管、食道异物的风险,还会造成食物、药物中毒的风险。尤其是 6 岁以下的孩子,他们大多分不清楚什么是药品,什么是毒物,什么能吃,什么不能吃,就比较容易误食一些药物甚至毒物,导致药物过量或者中毒。

如果多吃了药片,孩子状态挺好的,那可能问题不大。但父母依然要带孩子到医院,把药品盒子或说明书也拿着,给医生参考。医生会根据孩子摄入药品剂量,决定是等孩子自己代谢掉药物,还是进行相关处理。

但是,如果孩子误服的药品量太大,或者吞下一些有毒物质(84 消毒液、碱液、农药)等,家长必须谨慎观察,第一时间发现。如果发现孩子呼吸有异味,或者流口水很多,或者恶心、呕吐,更严重的,甚至出现意识不清或嗜睡、神志不清、咽喉灼烧感、呼吸困难、抽搐等症状,都必须立即去医院治疗,必要的时候可以拨打 120。并且,家长需要做以下工作来对孩子进行必要的救治。

(1)如果是固体的药物或者毒物,要尽量从孩子嘴里把残留的毒物或药物抠出来。

(2)一定要把孩子误食的药品或毒物的瓶子、说明书、残留物收集起来,带到医院去,方便医生诊断和治疗。

（3）不要自行给孩子催吐，因为如果孩子误服的是具有刺激性、腐蚀性的毒物，催吐过程会再次损伤孩子的食道、咽喉。

注意：对于孩子有可能出现的意外情况，重要的是预防。一定要把家里的药品、消毒剂等，放到孩子拿不到的地方，监管才是首要的！

另外，自己在给孩子喂药的时候，一定要看好剂型和用量，不要把 mL 看成 mg，不要把 1 滴看成 1 mL。如果看错了，有时候可能会有 10 ～ 1000 倍的差距，导致孩子过量服药。

真希望孩子不生病

孩子被动物咬伤怎么办?

在我国儿童被动物咬伤案例中,最常见的动物是狗,其次是猫。被动物咬伤后,除了局部软组织、肌肉损伤外,更让人恐惧的是感染狂犬病。

狂犬病一旦感染,如果出现临床症状,死亡率几乎100%;但如果被咬后,及时规范处理,这个病就能完全预防。

狂犬病由哺乳动物中的食肉目动物和蝙蝠类传播,禽类、鱼类、昆虫、蜥蜴、龟和蛇等不传播。啮齿类(就是各种鼠)和兔形目(包括家兔和野兔)极少感染狂犬病,美国疾病控制与预防中心目前也未发现此类动物导致人得狂犬病的证据,但如果被这些动物咬伤后,是否进行狂犬病暴露后预防,需要当地公共卫生机构评估。

被狂犬咬的猪、马,也会感染狂犬病,人被这些动物咬后,也会感染。我国2016年《狂犬病预防控制技术指南》中指出,主要导致狂犬病的动物是狗,约占90%;其次为猫,占5%左右,其他致伤动物包括马、松鼠、猪、蝙蝠、猴和獾等。最后说一下,人与人之间理论上是可以通过咬伤传播狂犬病的,但报道罕见。

患有狂犬病的动物咬人后,狂犬病毒经唾液传给伤者,抓伤处也可能因为动物爪子上沾有唾液导致传染。狂犬病动物的尿、便不会导致感染。此处提醒一下,健康动物没有传染性。

那么,一旦被动物咬伤后该怎么处理?

如果孩子仅仅是被动物舔，没有破皮，属于Ⅰ级暴露，不会传染狂犬病，家长无须担心，给孩子清洗下就行了。但是如果被咬伤或者抓伤的地方已经破皮或者流血了，那就需要注意了。

如果孩子被动物轻咬，有轻微的抓伤或擦伤，但没有出血，属于Ⅱ级暴露。因为狂犬病毒在肥皂水中可以灭活，建议尽快使用肥皂水和有压力的流动清水交替冲洗孩子的伤口至少15分钟。之后，再用生理盐水冲干净，使用碘伏消毒。如果家中有纱布的，可以使用纱布搭在伤口上送医院注射狂犬病疫苗。

如果孩子伤口比较深，出现流血，或者已经破损的伤口被动物舔舐了，或者被蝙蝠咬了，那就属于Ⅲ级暴露了，家长可以先按照Ⅱ级暴露的方法处理，之后尽快送医院，立即注射狂犬疫苗和抗狂犬病血清、狂犬病人免疫球蛋白。

要提醒的是，如果是Ⅱ、Ⅲ级暴露，尽可能地把咬伤孩子的动物抓住，避免它再咬伤别的孩子，此外也能明确这个动物是否有狂犬病毒。

一般来说，无论是孩子还是大人，被动物咬伤后，都要评估是否有狂犬病风险，不要觉得是自己家养的宠物，而且打过疫苗，就一定没事。不要觉得有些动物传播狂犬病罕见，就不做任何处理。即使被鼠、兔这些不容易传播狂犬病毒的动物咬伤后，也要请医生帮忙判断是否需要使用狂犬病疫苗，一般情况下是不需要的。

目前我国推荐的狂犬病疫苗接种方法有2种。

5针法：第0、第3、第7、第14和第28天各接种1剂。

4针法：第0天接种2剂（左右上臂三角肌各接种1剂），第7天和第21天各接种1剂，也叫"2-1-1"程序。

有些家长可能会问："现在世界卫生组织推荐的10日观察法，说是可以减少疫苗注射的针数，是吗？"

真希望孩子不生病

10日观察法的意思如下：因为注射过狂犬疫苗的动物基本不会传染狂犬病，此外，潜伏期的动物也基本没有传染性，而且动物狂犬病发作后，10天内一定会死亡。所以，如果是被家养的，并且已经注射过两次狂犬病疫苗的犬或猫（其他动物或者野生动物除外）咬伤或者抓伤后，可以边注射疫苗，边观察动物或进行实验室检查。如果动物在10天后还没有死亡，或者检测出动物没有感染狂犬病，就可以停止接下来的疫苗注射了，但10天内的疫苗还是要注射的。

大家要注意的是，不是被所有的动物咬后都可以进行10日观察法；更不是先观察10天咬你的动物的情况，再决定是否注射疫苗，一定要先注射疫苗！

孩子鼻出血，怎样缓解和预防？

天干物燥的时候，孩子可能出现鼻出血。如果孩子一直身体健康，偶尔出点鼻血不用担心，帮助孩子止住鼻血就行了。立刻止血，可以防止孩子把鼻血咽下，因为咽下鼻血可能会刺激胃黏膜导致呕吐；同时，也可以防止孩子把鼻血误吸到肺里，导致窒息。

孩子流鼻血，最常见的情况就是鼻中隔前下方的黎特尔氏区血管出血。所以，要捏住孩子这个地方。

不要让孩子仰头，也不要让孩子举出血鼻孔的对侧胳膊，这些"民间方法"都没用。

具体方法：让孩子坐稳或者站立，保持头前倾，给孩子捏住鼻翼，持续 5 ~ 10 分钟。注意，要持续捏住 5 ~ 10 分钟，不要隔一会儿就把手放开检查是否还在出血。

如果持续 5 ~ 10 分钟止不住血的话，再捏一次。如果还是继续出血，就需要去医院了。

如果孩子流鼻血的同时出现皮肤瘀斑、皮肤苍白等表现，则需要立即带孩子去医院进一步检查。

怎么预防流鼻血呢？

既然孩子流鼻血在很大程度上是天气干燥导致的，那么我们要注意保持室内空气的湿润，比如使用加湿器，都有一定的效果。

如果孩子鼻腔特别干燥的话，可以在鼻中隔两侧涂抹凡士林。

最后，如果孩子喜欢挖鼻孔，那么就要经常给孩子修剪指甲。

真希望孩子不生病

孩子溺水了，如何急救？

溺水是婴儿期及儿童期都非常常见的意外伤害，可能导致孩子窒息，严重的会导致孩子死亡。很多家长认为孩子溺水都是在河里、泳池等地方，但事实上，婴儿最常见的溺水其实就发生在家里。在危险的地方，有家长看管，反而发生意外的情况比较少，而在家里，家长就容易疏忽。

尤其是在给孩子洗澡时，小婴儿活动能力差，面部浸入水后，如果大人刚好这个时候走开了，他就很难自己把口鼻伸出水面，而 5 cm 深的水、面部浸入 2 分钟，就能导致孩子窒息。如果溺水持续 10 分钟，孩子的大脑就会受到不可逆的损伤，导致后遗症、脑死亡。

家长觉得孩子坐在澡盆里很安稳，水又这么浅，能有什么危险？也许就转身接个电话，发个信息，就是这么短短的一瞬间，可能会使得孩子陷入危险之中。所以，家长们给孩子洗澡的时候，一定不要离开孩子，哪怕只是一小会儿都不行。

如果孩子已经出现了溺水，家长该怎么处理呢？

孩子一旦出现了溺水，家长肯定先慌了神，觉得是进水多了就赶紧把水控出来救孩子，很多家长就把孩子脸朝下，甚至头朝下。我在这里提醒各位家长，这是非常不可取的一种方法，孩子溺水窒息时，水首先是进入胃里了，即使你把胃里的水控出来，对孩子的呼吸、心跳也没有任何帮助，还耽误抢救时间。所以一旦出现孩子溺水窒息的情况，家长应直接采取心肺复苏（可见心肺复苏多么重要，是我们每个人必备的知识），可以先进行 5 次人工呼吸，然后再进行心肺复苏。复苏后如果孩子有了意识，呼吸心跳恢复，这时让孩子侧躺，以免出现呕吐时再把呕吐物呛到气管。然后及时拨打急救电话，或者一开始就让旁边人帮忙拨打，再一边做心肺复苏一边等待救援。

真希望孩子不生病